AF641672

Die Massage der inneren Geschlechtsorgane beim Manne und Weibe

Von

San.-Rat Dr. A. Müller
in M.-Gladbach

Zweite, vermehrte und verbesserte Auflage der Beschreibung der Massage der Beckenhöhle aus dem Lehrbuche der Massage des Verfassers

Mit 53 Figuren nach Originalzeichnungen des Verfassers

A. MARCUS & E. WEBER'S VERLAG / BONN 1926

Nachdruck verboten.

Alle Rechte, besonders das der Übersetzung in fremde Sprachen, behält sich der Verlag vor.

Copyripht by A. Marcus & E. Webers Verlag, Bonn 1926.

Otto Wigand'sche Buchdruckerei G. m. b. H., Leipzig.

Vorwort

Die vorliegende Darstellung der Massage der männlichen und weiblichen Beckenhöhle ist ein Abschnitt aus meinem, 1915 zum ersten Male erschienenen Lehrbuche der Massage. Die Technik, die ich hierfür in jahrelangem Suchen ausgearbeitet habe, unterscheidet sich dadurch von der üblichen „Prostata"- und „Thure Brandt"-Massage, daß sie aufs strengste der normalen und pathologischen Physiologie des Muskelapparats der Beckenhöhle angepaßt ist. Trotzdem ist sie anscheinend in den hauptsächlich interessierten Fachkreisen unbeachtet geblieben. Ich habe deshalb meinem Verlage vorgeschlagen, diesen Abschnitt in der Form, wie ich ihn für die zweite Auflage meines Lehrbuches vorbereitet habe, gesondert herauszugeben.

Die Darstellung der eigentlichen Technik ist in dieser Bearbeitung im wesentlichen unverändert geblieben. Nur ein Eingriff (M 13), der die bimanuelle Tastuntersuchung und Massage der Prostata und Samenblasen darstellt, ist hinzugekommen. Ferner ist die Beschreibung der Massage der männlichen Beckenhöhle von der der weiblichen gegenüber der ersten Auflage vollständig getrennt worden. Um dies durchzuführen, mußten 20 Seiten fast wörtlich wiederholt werden. Hierdurch hat indessen, wie ich glaube, die Übersichtlichkeit ganz wesentlich gewonnen. Durchblättert man nun mit der rechten Hand das Buch, so sieht man an den Figuren auf der linken Seite der einzelnen Blätter wie im Film die Tastuntersuchung bzw. die Massage vor sich gehen, und zwar die männliche für sich und die weibliche für sich, ohne daß ein Wort dazu gelesen zu werden braucht. Je nach Bedarf kann dann der Leser die Einzelheiten der Technik auf der rechten Seite nachlesen.

Für diese erweiterte Ausgabe war es notwendig, eine Zusammenfassung der Grundlagen der Technik zu geben, die in der zweiten Auflage des Lehrbuches in die allgemeine Darstellung verflochten ist. Dieselbe enthält im ersten Abschnitt in aller Kürze meine Auffassung der Wirkungsweise der Massage als einer spezifischen Reiztherapie. Im zweiten Abschnitt habe ich meine Auffassung vom Bau und Zweck des Bandapparates der Beckenhöhle dargestellt. Ich bin durch meine Beobachtungen auf diesem Gebiete zu einer von der allgemein üblichen, etwas abweichenden Auffassung gekommen; für die ich aber zu meiner Freude in der

Darstellung des Anatomen Merkel vielfach eine Stütze gefunden habe. Zur Erläuterung meiner Darstellung habe ich einige anatomische Skizzen beigefügt. Dieselben können und wollen selbstverständlich mit den bildlichen Darstellungen unserer anatomischen Handbücher nicht konkurrieren und noch weniger diese ersetzen; sie sollen lediglich Übersichten geben über Lageverhältnisse, die man in den gebräuchlichen anatomischen Darstellungen, die fast ausschließlich auf chirurgische Bedürfnisse zugeschnitten sind, nicht findet, und hierdurch dem Leser mühsame und zeitraubende Vergleiche und Studien ersparen.

Im dritten Abschnitt habe ich eine kurze Übersicht gegeben über meine Erfahrungen mit der Massage der Beckenhöhle. Dieselben sind hauptsächlich gesammelt bei Kranken, bei denen der Befund in der Beckenhöhle nur eine mehr oder weniger wichtige Begleiterscheinung war. Die systematische Untersuchung der Beckenhöhle bei Kranken der verschiedensten Art, meist waren es orthopädisch Kranke, Rheumatiker und vor allem Nervöse, ergab erst, wie überraschend häufig funktionelle Störungen in dem Muskelapparat der Beckenhöhle sind — eine Tatsache, die sowohl für den Dermato-Urologen, wie für den Gynäkologen von Interesse sein dürfte. Die regelmäßige Untersuchung und Behandlung dieser, vom anatomischen Standpunkt aus so gut wie normalen, jedoch sehr häufig Ansätze zum Krankhaften aufweisenden Fälle bot erst die Möglichkeit festzustellen, worauf es bei der Massage der Beckenhöhle eigentlich ankommt, und auf diese Feststellungen gegründet, die der Physiologie der Beckenorgane entsprechende Massagemethodik auszuarbeiten, die sich dann an Fällen, die auch anatomisch stärker verändert waren, in überlegener Weise bewährte.

Es lag nahe und war auch ursprünglich meine Absicht, die Darstellung der Massage der männlichen Beckenhöhle für Dermato-Urologen und die der weiblichen für Gynäkologen getrennt herauszugeben. Die Trennung erwies sich aber nur für die Technik, nicht für die Grundlagen als durchführbar. Ich glaube aber auch, daß gerade die Gesichtspunkte, die sich aus der Gesamtdarstellung ergeben, für jedes der beiden Fachgebiete von Interesse sind.

Zum Schluß möchte ich noch den Wunsch aussprechen, daß meine Darstellung der Tastuntersuchungstechnik sich geeignet erweisen möge als Hilfsmittel für den Unterricht in der Untersuchung der männlichen und weiblichen inneren Geschlechtsorgane.

M.-Gladbach, den 9. September 1925.

Der Verfasser.

Inhalt

Abkürzungen

A: Arbeitshand.

D: für die Stellung der Diagnose wichtiger Eingriff.

M 1 usw.: Bezeichnung der einzelnen Eingriffe der Massagetechnik der männlichen Beckenhöhle.

T: Haltehand.

Th: für die therapeutische Verwendung wichtiger Eingriff.

W 1 usw: Bezeichnung der einzelnen Eingriffe der Massagetechnik der weiblichen Beckenhöhle.

I.

Grundlagen

1.

Die Massage eine spezifische Reiztherapie

Der Angriffspunkt der Massage ist ausschließlich der Bewegungsapparat und in diesem vor allem die Muskulatur [1]). Ihre Wirkung ist gebunden an einen bestimmten Zustand des Bewegungsapparates, der sich kennzeichnet am einzelnen Muskel als Hypertonus, d. i. abnorm gesteigerte Spannung mit Druckschmerz und Übererregbarkeit; derselbe führt nicht selten zu Schwellung und Verhärtung des Muskels. Der Hypertonus ergreift immer größere Muskelgruppen nach bestimmten Gesetzen und ist verbunden mit Reizerscheinungen an den Gelenken, manchmal auch den Sehnenscheiden, Schleimbeuteln, Fettkörpern usw. zu einem Gesamtbefunde, dem Hartspann (Hypertonismus); dieser ist die Grundlage der rheumatischen und nervösen Zustände und der Funktions- und Zirkulationsstörungen traumatischen und entzündlichen Ursprungs.

Massage nun, in welcher Form sie auch ausgeführt werden mag, ist kunstgemäße Quetschung und sie wirkt dadurch, daß der an Hartspann erkrankte Bewegungsapparat durch eine eigenartige Reaktion auf den Massagedruck antwortet und nach deren Abklingen mehr oder weniger zur Norm zurückkehrt. Die Massage ist also eine ausschließlich auf den hypertonischen Bewegungsapparat spezifisch eingestellte Reiztherapie. Daraus ergibt sich als oberste Forderung für alle Massagehandgriffe, daß sie dem Sitz und der Stärke der Hartspannerkrankung aufs strengste angepaßt, also aufs feinste lokalisiert und dosiert werden müssen. Dieser Forderung genügt die bisherige rein schematisch handwerksmäßige Massagetechnik nicht, sie mußte also gemäß der Erkenntnis dieser Zusammenhänge und der Beziehungen zwischen hypertonischem Bewegungsapparat und Massage umgeformt werden zu einer neuen, nunmehr auf streng wissenschaftlicher Grundlage beruhenden Methode, die sich nicht nur zur Behandlung, sondern auch zur Aufsuchung der Krankheitsherde eignet, die also sowohl als Untersuchungs- wie als Behandlungsverfahren verwendbar

[1]) Wegen der näheren Begründung meiner Auffassung verweise ich auf mein „Lehrbuch der Massage". 2. Aufl. Bonn 1926.

ist. Die Anwendung dieser Massagemethode auf die Beckenhöhle ist der Gegenstand der folgenden Darstellung.

Die systematische Untersuchung der Beckenhöhle mit dieser Massagetechnik bei rheumatisch und nervös Erkrankten führte zur Erkenntnis der Tatsache, daß die glatte Muskulatur der Organe des kleinen Beckens in derselben Weise und nach denselben Gesetzen erkrankt, wie die quergestreifte Muskulatur des Skeletts, daß die hypertonische Erkrankung der Beckenmuskulatur außerordentlich häufig vorkommt, gleich häufig beim männlichen wie beim weiblichen Geschlecht, sehr häufig schon im Kindesalter, daß sie eine große praktische Bedeutung hat als Sitz nervöser Beschwerden und als Ursache von Lageveränderungen und Zirkulationsstörungen. Demzufolge erklärt sich die größtenteils erfahrungsmäßig längst feststehende gute Wirkung der Massage bei diesen Zuständen auch hier daraus, daß sie auf den Hypertonus der Beckenhöhle einwirkt. Der Angriffspunkt der Massage ist also auch in ihrer Anwendung auf die Beckenhöhle die Muskulatur, und sie ist auch hier nur dadurch wirksam, daß sie den Hypertonus der Beckenmuskulatur günstig beeinflußt.

2.

Die Beckenhöhle im normalen und hypertonischen Zustande

In der Beckenhöhle[1]) unterscheiden wir die Beckenwände, den Beckenboden und das Beckendach.

Die Beckenwände werden gebildet hinten vom Kreuz- und Steißbein, seitlich von den Hüftbeinen, die vorn durch die Schambeinfuge miteinander verbunden sind. Das Kreuzbein ist mit den Hüftbeinen durch die Iliosakralgelenke und die Ligg. sacrospinosa und sacrotuberosa verbunden. Hierdurch entstehen außer dem Foramen obturatum zwei weitere Öffnungen in jeder Seitenwand des Beckens, das Foramen ischiadicum majus und das Foramen ischiadicum minus. Alle diese Öffnungen sind am Lebenden verschlossen (Fig. 1), die Foramina obturatum und ischiadicum minus durch den M. obturator internus, teilweise auch verdeckt durch den M. levator ani, das Foramen ischiadicum majus durch den M. piriformis.

Der Beckenboden wird gebildet von den beiden Mm. levatores ani, welche seitlich an den Beckenwänden inserieren, trichterförmig nach innen, unten und hinten ziehen, sich teilweise miteinander verbinden, teilweise am After, den sie zwischen sich nehmen, und teilweise am Steißbein ansetzen; nach hinten wird der Beckenboden vervollständigt durch die Mm. coccygei, deren sehnigen Bestandteil die Ligg. sacrospinosa bilden. Vorn lassen die Mm. levatores ani eine Lücke, in der sich beim Mann die Prostata, beim Weibe die Harnröhre und Scheide befinden. Weiter unterhalb wird diese Lücke überbrückt durch die Muskelplatte des Trigonum urogenitale, die zwischen den unteren Schambeinästen ausgespannt ist; dieselbe wird von der Harnröhre, beim Weibe auch von der Scheide durchsetzt. Beim Manne befinden sich innerhalb der Muskelplatte die Glandulae bulbourethrales (Cowperi), unter ihr in der Mitte der Bulbus urethrae, umschlossen von dem M. bulbocavernosus. Beim Weibe ist der

[1]) Die folgende Darstellung ist das Ergebnis eigener langjähriger Beobachtung am Lebenden; dieselbe findet ihre Bestätigung in der Darstellung Merkels in seinem Handbuch der topographischen Anatomie. Bd. III. Braunschweig 1907.

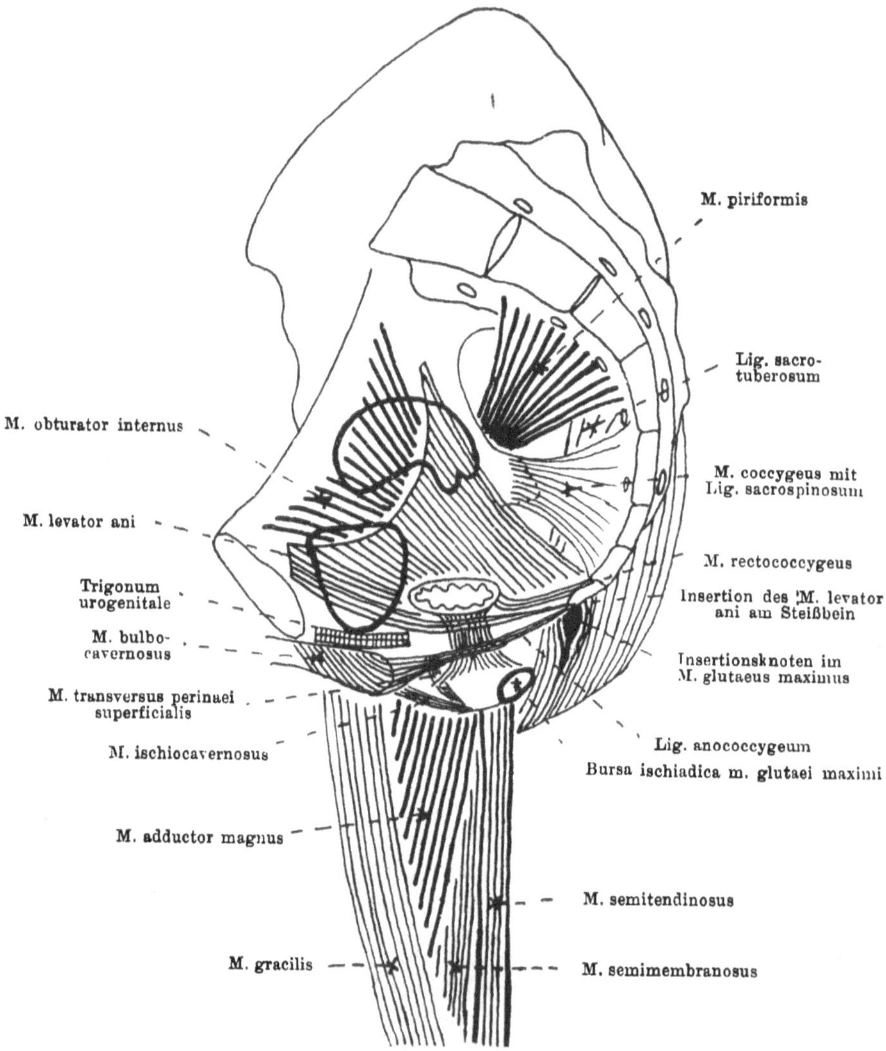

Fig. 1.
Beckeninnenwand, Beckenboden und Innenseite des Oberschenkels (schematisch) mit eingezeichnetem Umriß von Uterus, Prostata und Anus mit äußerem und innerem Schließmuskel.

Bulbus urethrae des Mannes durch die Scheide in die beiden Bulbi vestibuli gespalten, hinter denen sich jederseits die Glandula vestibularis major (Bartholini) befindet; beide Organe sind unten vom M. bulbocavernosus, oben vom Trigonum umschlossen. An den beiden Schambeinästen befinden sich unterhalb des Trigonum die Crura penis (clitoridis), umschlossen von den Mm. ischiocavernosi. Zwischen deren Insertionsstellen am unteren Ast des Sitzbeins jederseits ist unterhalb das Trigonum ausgespannt der M. transversus perinaei superficialis. Mit diesem und dem M. bulbocavernosus ist der M. sphincter ani externus nach vorn verbunden. Nach hinten ist das Rectum durch den M. rectococcygeus, der M. sphincter ani internus durch die Faserung des M. levator ani, der M. sphincter ani externus durch das Lig. anococcygeum mit dem Steißbein verbunden. Der Raum zwischen After und Mastdarm auf der einen, der Beckenwand auf der anderen Seite, die Fossa ischiorectalis, ist ausgefüllt durch einen Fettkörper, das Corpus adiposum ischiorectale; nach den Seiten wird dieser Raum abgeschlossen durch die Mm. obturatores interni mit ihrer Faszie, weiter abwärts durch die Tubera ischii, auf deren Innenseite sich jederseits die Bursa ischiadica M. glutaei maximi befindet, unter diesen durch die Innenränder der Mm. glutaei maximi. Der After hängt also je nach dem Kontraktionszustande der Mm. levatores ani über oder zwischen den Innenrändern der großen Gesäßmuskeln[1]).

Das Beckendach[2]) wird gebildet durch ein System von Bändern, die sämtlich Einlagerungen von glatten Muskelbündeln haben, also in Wirklichkeit Muskeln sind. Schematisch aufgefaßt bildet dieser Muskelapparat ein durch die Beckenhöhle ausgespanntes liegendes Kreuz, dessen Bau beim Weibe am übersichtlichsten ist. Hier (Fig. 2). wird das Querstück des Kreuzes ge-

[1]) Corning, Lehrb. d. topogr. Anatomie. 12/13. Aufl. 1922. S. 530.

[2]) Der Halteapparat von Blase, Prostata-Uterus und Mastdarm ist in den bisherigen Darstellungen, soweit sie mir bekannt sind, nicht als besonderes Diaphragma, das das Becken nach oben abschließt, beschrieben. Ich kann mir das nur dadurch erklären, daß diese Beschreibungen auf Grund des anatomischen Befundes an der Leiche abgefaßt sind. An der Leiche aber ist der Tonus der Beckenmuskulatur weggefallen, infolgedessen sind alle beweglichen Organe viel stärker abwärts gesunken, als das am Lebenden jemals vorkommt, besonders gilt das für den After und den Uterus. An der Leiche kann deshalb der Eindruck eines Beckendaches nicht entstehen. Am Lebenden befinden sich diese Organe niemals so tief, wie es in den Abbildungen unserer anatomischen Lehrbücher (vgl. z. B. Spalteholz, Handatlas der Anatomie des Menschen. 1903. III. Fig. 666) dargestellt ist; besonders der Uterus ruht nicht, wie es vielfach dargestellt wird, auf dem Beckenboden auf, sondern befindet sich (s. Fig. 1) wenig unterhalb des Beckeneingangs in der Schwebe, und zwischen Beckenboden und Portio ist immer ein Abstand von etwa 3 bis 4 Fingern Breite. Daß Blase, Uterus und Mastdarm tatsächlich von einem besonderen Diaphragma, dem Beckendach, gehalten werden, ergibt die Betastung, besonders per rectum, ganz unverkennbar.

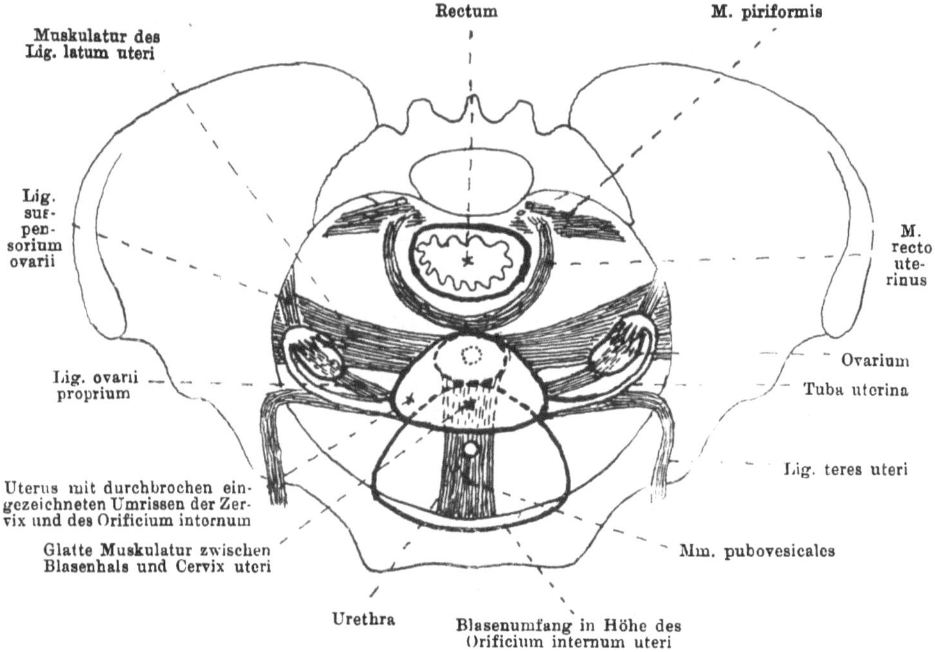

Fig. 2.
Der muskuläre Halteapparat des Uterus in schematischer Darstellung.

bildet von einem Muskelsystem, das von einer Beckeninnenseite zur anderen zieht und von den Ligamenta lata gebildet wird mit den in denselben verlaufenden muskulären Ligg. teretia uteri und den Ligg. suspensoria und propria ovariorum, die nach Merkel einen einzigen Muskelzug bilden, dem die Ovarien aufgelagert sind [1]). Das Längsstück des Kreuzes zieht von der Symphyse zum Kreuzbein und wird vorn gebildet von den den Blasenhals umschließenden Ligg. pubovesicalia und den ihre Fortsetzung bildenden Muskelbündeln, die von der Rückwand der Blase zum Uterus ziehen (Ligg. pubovesicouterina) [2]). Diese setzen sich zum Teil unmittelbar fort in den hinteren Teil des Längsstückes, das von den beiden den Mastdarm umschließenden Mm. rectouterini gebildet wird. Im Kreuzungspunkte liegt der Uterus, selbst ein Muskel, aufgehängt an seinem Halse, der Cervix uteri, mit der Muskulatur der Ligg. lata, den Ligg. cardinalia, wenig unterhalb seines Fundus nach rückwärts mit dem Muskelzuge der Ligg. propria und suspensoria ovariorum, nach vorwärts mit den Ligg.

[1]) Merkel, III, S. 354.
[2]) Merkel, III, S. 294.

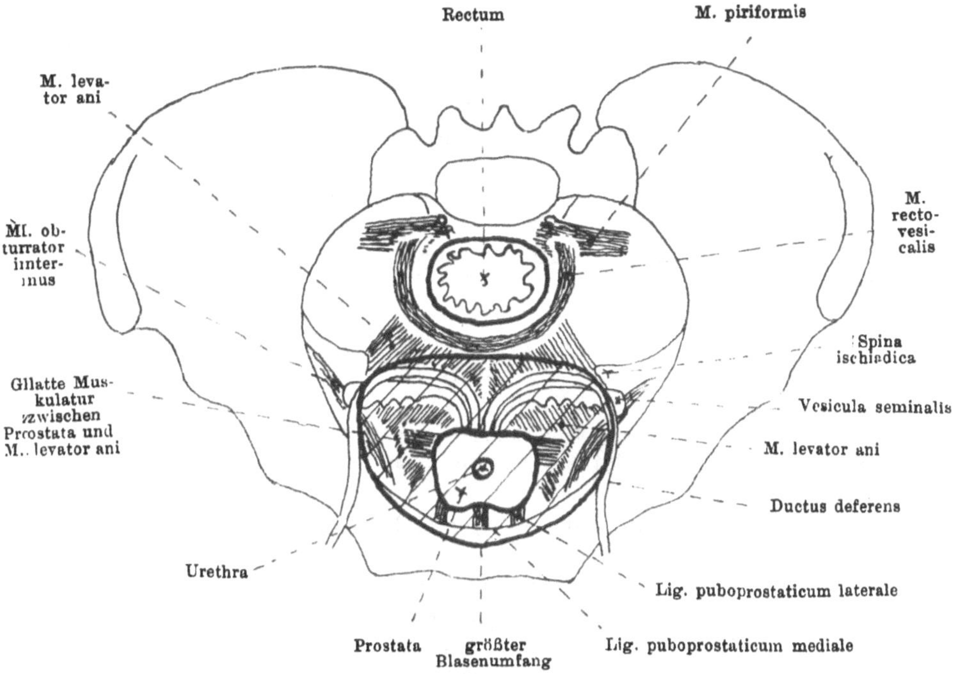

Fig. 3.
Der muskuläre Halteapparat der Prostata in schematischer Darstellung.

teretia. Im vorderen Kreuzarm ist die Blase am Blasenhals aufgehängt, im hinteren Kreuzarm der Mastdarm am Eingang zur Ampulle, in den Querarmen liegen die Ovarien mit den Tuben dem Muskelzuge der Ligg. suspensoria und propria ovariorum auf. Oberhalb des Beckendaches befindet sich die Blase, das Corpus uteri mit seinen Anhängen und der Mastdarm. Das Beckendach enthält drei Öffnungen, die Harnröhre, den Zervikalkanal und den Eingang vom Mastdarm zur Ampulle.

Beim Manne (Fig. 3) befindet sich das dem Uterus topographisch entsprechende Organ, die Prostata, und damit der Schnittpunkt des Kreuzes, näher an der Symphyse. Der Querstrang wird hier durch Muskelbündel gebildet, die von den Seitenwänden der Prostata zu den Mm. levatores ani ziehen [1]) — man könnte sie als Mm. suspensorii prostatae bezeichnen —, der Längsstrang vorn von den Ligg. puboprostatica, hinten von den Ligg. rectovesicalia. Im Kreuzungspunkt liegt die Prostata, die selbst teils Muskel, teils Drüse ist und eine starke Stütze des Daches bildet. Das

[1]) Merkel, III, S. 218 f.

Beckendach hat hier nur zwei Öffnungen, die Harnröhre, die die Prostata durchsetzt, und den Eingang zur Ampulle.

P h y s i o l o g i s c h sind sowohl der Beckenboden, wie das Beckendach Befestigungsvorrichtungen: der Beckenboden für Harnröhre und After, beim Weibe auch für die Scheide, das Beckendach für Blase und Mastdarm, beim Manne auch für die Prostata, Samenblasen und Samenleiter, beim Weibe auch für die Gebärmutter mit ihren Anhängen. Alle Organe, denen sie zur Befestigung dienen, wechseln ständig in ihrer Ausdehnung und Schwere: Blase, Mastdarm, Gebärmutter, Prostata sind bald gefüllt, bald leer, die Gebärmutter schwillt infolge der Menstruation periodisch an und ab, Harnröhre und After öffnen und schließen sich, der Eingang vom Mastdarm zur Ampulle erweitert und verengt sich. Der After hebt und senkt sich und berührt bei völliger Erschlaffung seiner Levatoren und Sphinkteren, also bei der normalen Stuhlentleerung beiderseits die Ränder der Mm. glutaei maximi.

Aber Beckenboden und Beckendach machen nicht nur Eigenbewegungen, sie sind vielmehr auch in hohem Maße p a s s i v e n B e w e g u n g e n ausgesetzt. Von oben her lastet das Dünndarmpaket mit seiner ebenfalls ständig wechselnden Füllung und Schwere auf dem Beckendach. Zudem bewirkt jeder Druck der Bauchpresse, jeder Hustenstoß, ja jeder Schritt, bei dem die vordere Bauchwand vor- und rückwärts wippt, Schwankungen und Erschütterungen in Beckendach und Beckenboden. Vielleicht die stärksten passiven Bewegungen aber bewirken die sexuellen Funktionen. Beim Manne befindet sich bei der Kohabitation das erigierte Membrum in fast starrer Verbindung mit der Prostata. Die ungeregelten Stoßbewegungen des Membrum in coitu werden also durch Hebelwirkung mit dem Lig. suspensorium penis als Stützpunkt unmittelbar auf die Prostata übertragen, etwas abgemildert, aber keineswegs aufgehoben durch das elastische Zwischenpolster des Trigonum urogenitale. Beim Weibe ist das erigierte Membrum in vagina gegen das Beckendach und die Portio gerichtet und dehnt, da es in erectione beträchtlich länger ist als die Vagina im gewöhnlichen Zustande, diese ad maximum aus und hebt den Uterus weit über seine gewöhnliche Lage nach oben. Die stärksten Ansprüche an die passive Beweglichkeit des Uterus und seiner Anhänge, aber auch der Blase, Harnröhre und des Afters werden durch die Schwangerschaft und die Geburt gestellt. Die Befestigungen aller dieser Organe dürfen also nicht unnachgiebig sein, wie die Bänder der Gelenke, sie müssen vielmehr allen diesen Ansprüchen auf Dehnung ohne weiteres nachgeben können. Aber auch bei starker Dehnungsbeanspruchung müssen sie die befestigten Organe sicher wieder in ihre normale Lage zurückbringen. Diese Anforderungen sind der Grund, warum alle diese Befestigungen Muskeln sind und nicht Bänder, denn nur der Muskel ist diesen hohen Anforderungen auf Dehnung und Zusammenziehung gewachsen. Die weiten Exkursionen, die infolge der wechselnden Ausdehnung der einzelnen Organe jedes derselben ständig macht, müssen außerdem schmerzlos vor sich gehen. Alle diese muskulären Halteapparate dürfen also nicht schmerzempfindlich sein. Sie müssen sich weit ausdehnen und stark zusammenziehen, sich mehr oder weniger stark verschieben können, ohne daß hierbei Schmerz entsteht. Infolgedessen ist die ganze Beckenhöhle in der Norm vollkommen unempfindlich: sobald man bei der Untersuchung von der Scheide aus die Vulva, vom Mastdarm aus den After passiert hat, hört jede Berührungs- und Schmerzempfindung auf.

Alles dies gilt nun nur für die Norm. Die Erfahrung lehrt täglich, daß die Beckenhöhle sehr häufig mehr oder weniger schmerzempfindlich ist, auch ohne daß irgendeine organische Erkrankung der Beckenorgane vorhanden ist. Die Ursache für diese Schmerzempfindlichkeit ist der Hypertonus der Beckenmuskulatur, der überaus häufig vorkommt als Teilerscheinung einer Hartspannerkrankung. In diesen Fällen pflegt schon das Eindringen des Fingers in den After, von wo aus auch beim Weibe am zweckmäßigsten die Untersuchung vorgenommen wird, nicht ganz leicht, manchmal auch schmerzhaft zu sein, weil seine Ringmuskulatur infolge ihres Hypertonus krampfhaft zusammengezogen ist. Faßt man sie zwischen Daumen und Zeigefinger und läßt ihre Faserung durch die Finger gleiten (M 4, W 4), so fühlt man härtere Fasern, auch einzelne Knötchen, vielleicht mit Gerinnseln gefüllte Erweiterungen des Adergeflechts des Afters, die auf Druck stark schmerzhaft sind. Neben dem After, in Höhe des inneren Schließmuskels fühlt man jederseits die häufig sehr scharf gespannte Leiste des M. levator ani, dessen Steißbeininsertion nicht selten mit feinen äußerst schmerzhaften Faserverhärtungen durchsetzt ist.

Tastet man weiter aufwärts, so fallen zweierlei Schmerzbereiche auf. Einerseits ist das Knochengerüst des Beckens stark druckschmerzhaft, besonders die Vorderfläche des Kreuzbeins, und zwar am stärksten gegen das Promontorium zu, und die Rückfläche der Schambeinfuge — diese Schmerzfelder sind in den Fig. 4 und 5 durch eine unterbrochene Linie gekennzeichnet —, nicht selten auch die unteren Schambeinäste. Andererseits ist die Muskulatur stark druckschmerzhaft und hypertonisch, und zwar die Mm. piriformes und ganz besonders der muskuläre Halteapparat der Beckenorgane, das Beckendach: beim Manne die Mm. rectovesicales, und die die Prostata seitlich mit den Mm. levatores

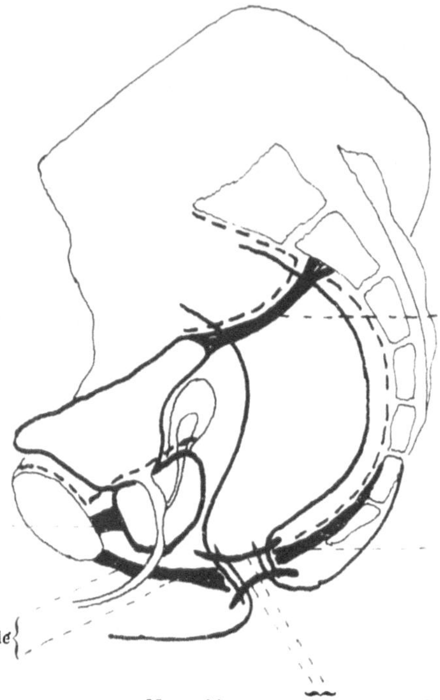

Fig. 4.
Muskelboden und -dach des männlichen Beckens im Längsdurchschnitt, schematisch dargestellt. Die durchbrochene Linie bezeichnet die typischen Tastschmerzfelder.

ani verbindenden Muskeln (Mm. suspensorii prostatae), beim Weibe die Mm. rectouterini, die Ligg. cardinalia, der Muskelzug der Ligg. propria und suspensoria ovariorum. Das muskuläre Beckendach bietet in diesen Fällen dem tastenden Finger den Eindruck eines quer durch das Becken in Höhe der Mm. piriformes ausgespannten druckschmerzhaften Netzes, dessen Spannung und Druckschmerz dem Grade des Hypertonus entspricht. Innerhalb dieses Netzes sind Druckschmerz und Hypertonus gewöhnlich nicht gleichmäßig verteilt. Zumeist ist der hintere Arm desselben, den die Mm. rectovesicales (rectouterini) bilden, am stärksten hypertonisch, dann ist beim Manne die hintere Wand der Prostata besonders mit ihrem oberen Rande, beim Weibe die Cervix uteri mehr oder weniger stark gegen das Kreuzbein verzogen, und der Höhepunkt des Druckschmerzes befindet sich dann beim Manne an der vorderen Verbindungsstelle der Mm. rectovesicales, dem Torus vesicalis, und der Basis prostatae, beim Weibe an der vorderen Verbindungsstelle der Mm. rectouterini, dem Torus

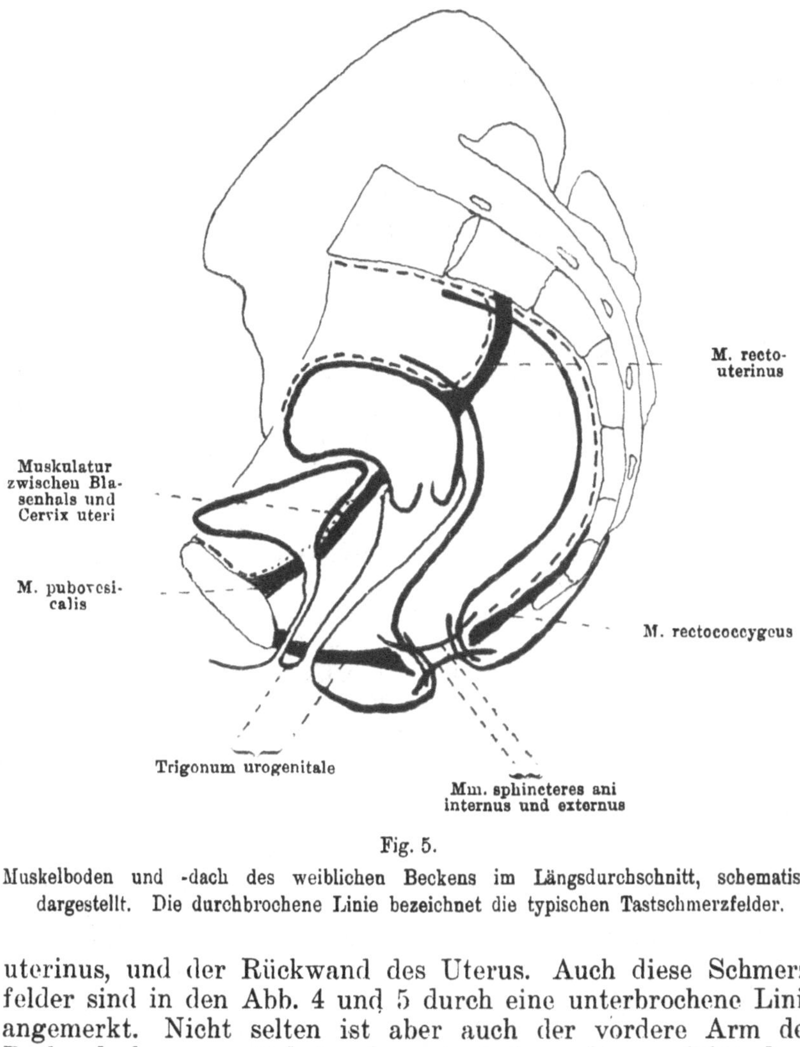

Fig. 5.
Muskelboden und -dach des weiblichen Beckens im Längsdurchschnitt, schematisch dargestellt. Die durchbrochene Linie bezeichnet die typischen Tastschmerzfelder.

uterinus, und der Rückwand des Uterus. Auch diese Schmerzfelder sind in den Abb. 4 und 5 durch eine unterbrochene Linie angemerkt. Nicht selten ist aber auch der vordere Arm des Beckendaches am stärksten hypertonisch, und man fühlt dann beim Weibe die Mm. pubovesicouterini als dicken schmerzhaften Strang, der die Cervix mit der Symphyse verbindet. Häufig auch überwiegt der Hypertonus der Seitenarme; man fühlt dann beim Manne zwischen den beiden oberen Ecken der Prostata und den Mm. levatores ani als kurze dicke, äußerst schmerzhafte Stränge die Mm. suspensorii prostatae. Beim Weibe ist in diesem Falle der Hypertonus der Ligg. cardinalia gewöhnlich ungleichmäßig und eines derselben, meist das linke, stärker hypertonisch und kürzer, dicker und schmerzhafter als das andere.

In einer Reihe von Fällen nun beobachtet man eine eigenartige Sonderung. Einmal nämlich ist das Knochengerüst, und hier ganz besonders die Vorderfläche des Kreuzbeins bis zum Promontorium einschließlich der Iliosacralgelenke weit überwiegend der Hauptschmerzbereich und die Weichteile des Beckens fast oder ganz schmerzlos, in anderen Fällen ist der Druckschmerz des knöchernen Beckens deutlich geringer oder fehlt vollständig, dafür ist der Torus vesicalis bzw. uterinus und die Basis prostatae bzw. die Rückwand des Uterus bei weitem die Hauptschmerzstelle oder auch eines der Ligg cardinalia. Diese Verschiedenheit ist nur dadurch erklärbar, daß die hypertonische Erkrankung ihren Ausgangspunkt einmal im äußeren Bewegungsapparat (Hüft-Lendenmuskeln und -gelenke) hat und sich von hier aus in die Beckenhöhle ausgebreitet hat, das andere Mal in den muskularen Organen der Beckenhöhle (Prostata, Uterus) und von diesen aus nach außen geschritten ist.

Diese Einzelheiten sind bei der ersten Untersuchung dieser Fälle gewöhnlich nicht alle feststellbar, weil die Annäherung des Fingers an die Höhepunkte des Druckschmerzes eine fühlbare Steigerung des Hypertonus in der Muskulatur des Beckenbodens und Beckendaches hervorruft, die den vordringenden Finger hindert, die Hauptschmerzstellen zu erreichen. Der Druckschmerz im Bereich des Afters und der Vorderfläche des Kreuzbeins muß also von unten her durch die Massagebehandlung allmählich erst genügend verringert werden (M 8, W 8). Erreicht man aber endlich den Höhepunkt des Tastschmerzes an Promontorium, Torus vesicalis bzw. uterinus und Basis prostatae bzw. Rückwand des Uterus, so löst sich, wenn man nun einen energischen Druck ausübt (M 11, W 16), mit einem Male nicht nur die Spannung in Beckenboden und Beckendach, sondern auch in der ganzen Rumpfmuskulatur; der Patient, der vorher infolge der gleichzeitig vorhandenen Bauchmuskelspannung mehr oder weniger vornüber gebeugt lag, richtet sich hintenüber, das Promontorium senkt sich und der Rectovesival- (uterin-) ring rückt noch weiter abwärts dem Finger entgegen. Hier haben wir dieselbe Erscheinung, die die Gelenke und die Kehle bei Hartspann darbieten [1]): Steigerung des Hypertonus bei Betastung und Lösung desselben bei Überwindung der Schmerzstelle, also den hypertonischen Druckreflex, jedoch ebenso wie an dem Reizzentrum der oberen Körperhälfte, der Kehle, wird von der Beckenhöhle nicht nur ein einzelner Muskel, sondern die Muskulatur der ganzen unteren Körperhälfte aufs stärkste beeinflußt. Der Bauchraum ist eben einem Druckball vergleichbar, in dem die Lenden- und Bauchmuskulatur mit

[1]) Näheres hierüber in meinem „Lehrbuche der Massage".

dem Zwerchfell die drückende Kraft darstellen, die gegen die Öffnungen in Beckendach und Beckenboden gerichtet ist. Infolge dieses Antagonismus muß jeder Hypertonus der Beckenhöhle einen Hartspann der ganzen als Bauchpresse nur entfernt in Frage kommenden Muskulatur hervorrufen. Wir finden also bei jedem Hypertonus der Beckenhöhle auch einen Hartspann der Hüften, Lenden und des Bauches. Jedoch nicht umgekehrt. Der Hartspann der Hüften, Lenden und des Bauches kommt vielmehr sehr häufig vor, ohne daß die Beckenhöhle hypertonisch erkrankt ist. Ich schätze nach meinen Erfahrungen die Häufigkeit des Bekkenhypertonus bei Hüft-Lenden-Hartspann auf etwa ein Drittel bis ein Viertel der Fälle. Der mit dem Hypertonus der Beckenhöhle verbundene Hartspann der Hüften, Lenden und des Bauches verursacht häufig Schmerzen in den Muskeln dieses Bereiches, die je nach ihrem Sitz nicht nur als „nervöse" Magen- oder Leibschmerzen, sondern auch als Magen- und besonders Duodenalgeschwür, als Blinddarm- oder Gallenblasen„reizung" und -entzündung aufgefaßt werden, auch wohl plötzlich hexenschußartig auftreten und einen „Magenkrampf", einen Gallensteinanfall oder gar eine Perforation vortäuschen und zu Operationen mit negativem Befund Anlaß geben [1]). Vor allem aber verursacht er den bei Genitalerkrankungen so häufigen Kreuzschmerz. Dieser hat also seinen Sitz nicht in der Beckenhöhle — Schmerzen, die in der Beckenhöhle entstehen, werden als Leibschmerz empfunden, wie der Schmerz bei der Menstruation beweist —, sondern, wie ich auf Grund meiner vieljährigen Erfahrung feststellen kann, in der hypertonischen Lenden- und Gesäßmuskulatur, und ist deshalb auch nur durch örtliche Behandlung dieser Muskelgruppe dauernd zu beseitigen. Die bei den Gynäkologen allgemein verbreitete Meinung, der Rückenschmerz bei Erkrankungen der weiblichen Genitalorgane sei durch diese Erkrankungen selbst verursacht, ist also ein Irrtum. Allerdings ist der Hypertonus der Beckenhöhle, wenn er beim Kreuzschmerz vorhanden ist, ein wichtiger Teil des Befundes, weil die Beckenhöhle durch den Hypertonus zum Reizzentrum wird für den ganzen hypertonischen Bereich. Der Kreuzschmerz kann deshalb in solchen Fällen ohne Mitbehandlung der Beckenhöhle nicht völlig beseitigt werden [2]).

Der Hartspann der Rumpfmuskulatur bei dem Hypertonus der Beckenhöhle ist ein unvollkommener Versuch des Organismus,

---

[1]) Krecke, Die weibliche Asthenie und die Mania operatoria activa und passiva, M. m. W. 1925. S. 1231 und meine Bemerkungen dazu: Müller, Erfolglos operierte Leibschmerzen. Ebenda. S. 1516.

[2]) Näheres in meiner Arbeit: Der muskuläre Kreuzschmerz, Zeitschr. f. klin. Med., Bd. 102, S. 537—602.

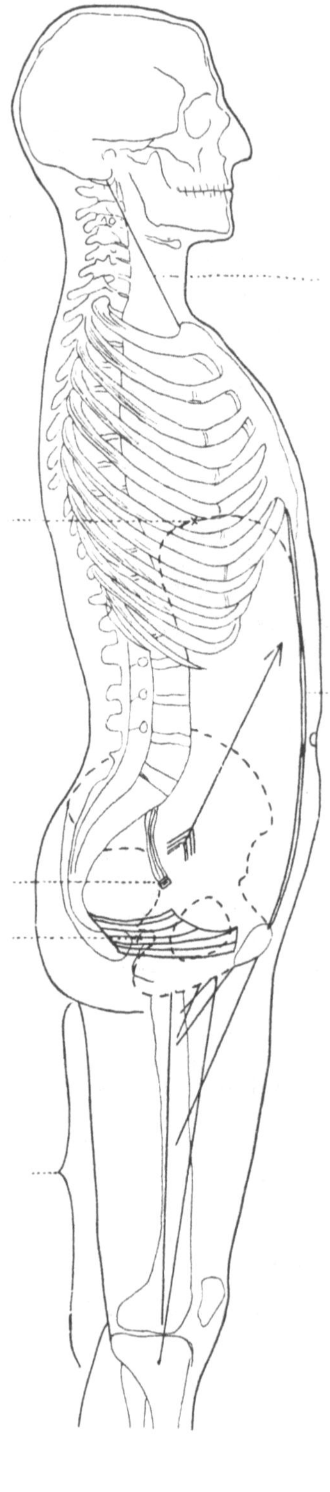

Fig. 6.
Schema zur Veranschaulichung der Entstehung von Kopfbeschwerden durch Unterleibsstörungen.

Die die Skeletteile verbindenden Linien bezeichnen Zugrichtungen hypertonischer Muskeln: Die Adduktorengruppe (Adduktoren und Mm. gracilis und pectineus), die Mm. recti abdominis und die Mm. sternocleidomastoidei bilden ein in gleicher Richtung wirkendes, nur durch die Schambeine und das Brustbein unterbrochenes Zugsystem, das vom Knie längs der Innenseite der Oberschenkel und der Vorderwand des Rumpfes und Halses bis zum Schädel wirkt. Seitlich wird es vervollständigt am Rumpf durch die seitlichen Bauchmuskeln, am Halse durch die Mm. scaleni. Dieses Zugsystem überträgt eine Spannungsvermehrung infolge von Vorgängen in der Bauchhöhle ohne weiteres bis zum Schädel. Die Kraftwirkung (⋙→) wird hierbei durch die Widerlager des Beckenbodens und Beckendaches, der Wirbelsäule und des Zwerchfells mit den kompakten an ihm befestigten großen Drüsen nach vorn gegen die vordere Bauchwand abgelenkt.

(In der Zeichnung ist die untere Hälfte des Rumpfes als Sagittalschnitt gedacht.)

einen Schmerz in der hypertonischen Beckenhöhle zu verhüten. Auch bei noch so hochgradiger Anspannung der Rumpfmuskeln lassen sich aber, wie wir gesehen haben, Gleichgewichtsstörungen in dem aus Beckenmuskulatur und Bauchpresse bestehenden Muskelapparat nicht völlig ausschließen: jede Urin- und Stuhlentleerung, die Menstruation mit der sie begleitenden periodischen An- und Abschwellung des Uterus, von Kohabitation, Schwangerschaft und Geburt ganz zu schweigen, sind solche Gleichgewichtsstörungen und verursachen deshalb sehr häufig, besonders beim Weibe, hypertonische Beschwerden in Form der angeführten Beispiele.

Die Reizwirkung der Beckenhöhle beschränkt sich nun sehr häufig nicht auf die Muskulatur des Rumpfes, sondern wird weiter auf die in diesen Fällen häufig ebenfalls hypertonische Hals- und Kopfmuskulatur übertragen. Die Mm. sternocleidomastoidei sind die funktionelle Fortsetzung der Mm. recti abdominis; beide Muskelpaare bilden zusammen einen einzigen Muskelzug, der lediglich durch das Brustbein als Schaltknochen unterbrochen ist und nach abwärts seine Verlängerung in den Adduktoren des Oberschenkels findet (Fig. 6). Daraus geht hervor, daß Spannungssteigerungen in der hypertonischen Muskulatur, die durch Druckschwankungen im Bauchraum hervorgerufen werden, große Neigung haben müssen, sich nach aufwärts bis zum Kopfe fortzusetzen — ein Schluß, den die Erfahrung täglich bestätigt; ich erinnere an die Migräne, die sich mit Vorliebe bei der Menstruation einstellt, an den Kopfschmerz bei Stuhlverstopfung, an die Schlaflosigkeit bei Magendarmstörungen; sie werden alle, wie die Tastuntersuchung ergibt, durch einen Hypertonus der Hals- und Kopfmuskulatur verursacht, der durch den Hypertonus der Bauchmuskeln, der jene Affektionen begleitet, hervorgerufen oder gesteigert wird.

3.

Die Äußerungen und Folgezustände des Hypertonus der Beckenhöhle

Der Hypertonus der Beckenhöhle ist ganz außerordentlich häufig. Man findet ihn, wie ich schon hervorhob, nicht selten rein zufällig als Begleiterscheinung eines muskulären Kreuz- (Lumbago) oder Hüftschmerzes (Ischias), auch bei Plattfuß; besonders häufig kommt er vor als Teilbefund einer Neurasthenie; immer vorhanden ist er beim asthenischen Habitus und hier ein wichtiger Teil des Gesamtbefundes. Er verursacht nicht immer örtliche Beschwerden; auch dann ist er indessen ein wichtiger Teil des Krankheitsbefundes; das zeigt sich daran, daß eine Besserung der anderwärts lokalisierten Beschwerden erst eintritt, wenn die Schmerzempfindlichkeit der Beckenhöhle nachläßt. Gewöhnlich aber verursacht der Hypertonus der Beckenhöhle sehr deutliche, scharf charakterisierte Beschwerden, die aus Schmerz-, Reiz- und Hemmungserscheinungen zusammengesetzt sind.

Am After kommen Schmerzanfälle vor bei der Stuhlentleerung mit Hemmung derselben für die Dauer des Schmerzanfalls; manchmal stellt sich der Schmerzanfall auch unabhängig von der Stuhlentleerung ein. Der Schmerz steigt allmählich an und ab, ist gewöhnlich außerordentlich heftig — ein Kollege, der daran litt, konnte deshalb die Furcht, es handle sich um ein Mastdarmkarzinom, nicht los werden — und hält Augenblicke bis Minuten an. Der Schmerz beruht auf einem Krampfanfall der Levatoren und Sphinkteren des Anus und ist gleicher Art, wie der Schmerz des Wadenkrampfes, der in dem hypertonischen M. gastrocnemius seinen Sitz hat. Bei der Untersuchung findet man die Sphinkteren und Levatoren auch außerhalb des Schmerzanfalls stark hypertonisch und schmerzhaft, so daß das Eindringen des Fingers in den After stark erschwert und schmerzhaft ist. Besonders häufig sind die Ansätze der Levatoren am Steißbein, die meist äußerst schmerzhafte Faserverhärtungen aufweisen, der Sitz der Schmerzanfälle (M 6, W 6).

Eine andere Form des Afterschmerzes ist mit dem Sitzen verbunden; entweder schon beim Hinsetzen oder erst bei längerem Sitzen stellen sich Schmerzen im After ein; bisher wird dieser Schmerz allgemein ins Steißbein verlegt und als Coccygodynie bezeichnet. Der Sitz dieser Form des Schmerzes ist indessen nicht das Steißbein selbst, sondern die Insertion des M. glutaeus maximus an diesem Knochen. Diese ist häufig stark hypertonisch, hart und druckschmerzhaft, und enthält nicht selten eine umschriebene Verhärtung (Fig. 1). Beim Niedersetzen werden durch die Sitzbeine, auf die hierbei das Körpergewicht verlegt wird, die Ränder der großen Gesäßmuskeln auseinandergedrängt, hierbei deren Steißbeinansätze gezerrt und dadurch der Schmerz hervorgerufen. Auch die Bursa ischiadica des M. glutaeus maximus (Fig. 1), die häufig, besonders bei Plattfuß und Ischias, als schmerzhafte, etwa markstückgroße flache Schwellung neben oder vor dem After fühlbar ist (M 1, W 1), kann beim Sitzen Schmerzen verursachen.

Der Hypertonus der großen Gesäßmuskeln, der außerordentlich häufig, bei Ischias und Lumbago stets vorhanden ist, ist regelmäßig mit einem Hypertonus der Aftermuskulatur verbunden. Bei Erschlaffung der Sphinkteren und Levatoren des Anus, wie sie bei der normalen Stuhlentleerung stattfindet, tritt eine so starke Erweiterung und Senkung des Afters ein, daß die Kotsäule die Ränder der Mm. glutaei maximi ebenso drücken würde, wie das der untersuchende Finger bei der Abtastung der Glutaeusinsertion vom After aus (M 6 und 7, W 6 und 7) tun würde. Um dies zu verhindern, werden die Sphinkteren und Levatoren in Spasmus versetzt. Häufig ist hierbei auch das Corpus adiposum ischiorectale verhärtet und druckschmerzhaft, so daß schon eine verhältnismäßig geringe Erweiterung des Afters Schmerzen verursachen würde. Der ständige Spasmus, in dem sich infolgedessen die Aftermuskulatur befindet, bleibt nun fast nie ohne Wirkung auf die Fortbewegung des Kotes. Man kann das ohne weiteres in diesen Fällen durch die Untersuchung feststellen; man findet nämlich regelmäßig bei starkem Spasmus ani die Ampulle mehr oder weniger mit Kot gefüllt, ohne daß der Untersuchte irgendwelchen Stuhldrang empfindet, während man normalerweise niemals Kot in der Ampulle findet, weil der Eintritt des Kotes in die Ampulle sofort Stuhldrang verursacht und dadurch die Entleerung veranlaßt. Der Spasmus ani verursacht also eine Hemmung der Stuhlentleerung und dadurch das Bild der Stuhlverstopfung.

Eine weitere Form der Stuhlverstopfung wird durch den Hypertonus der Mm. rectovesicales (rectouterini) verursacht. Diese Muskeln kommen jederseits von der Vorderseite des Kreuzbeins im Bereiche der Ansatzstellen der Mm. piriformes, umschließen den Mastdarm und verbinden sich auf der Vorderseite desselben zu einem Ringmuskel, den ich den Rektovesikal- (uterin-) ring nennen möchte. Dieser ist normalerweise völlig schlaff und kaum nachweisbar. Bei Hypertonus der Beckenmuskulatur ist er indessen als Ringmuskel aufs deutlichste fühlbar, mehr oder weniger verengt und nach aufwärts zum oberen Ende des Kreuzbeins verzogen. Er grenzt dann den Mastdarm mehr oder weniger scharf gegen die Ampulle ab. Gewöhnlich ist hierbei auch die Vorderfläche des Kreuzbeins stark druckschmerzhaft und es gelingt von unten her überhaupt nicht, den Rectovesical- (Rectouterin-) ring zu passieren. Man kann das nur, indem man in Zickzackzügen über die Vorderfläche des Kreuzbeins und die Mm. piriformes weg bis zu den Iliosacralgelenken streicht (M 8, W 8); hierbei pflegen, wie ich schon erwähnte, die Mm. rectovesicales (rectouterini) soweit zu erschlaffen, daß es nun gelingt vom Kreuzbein her auf ihre obere, besonders schmerzhafte Fläche zu kommen (M 10, W 10). Erst dann tritt eine weitere Erschlaffung des Ringmuskels ein, und sehr häufig tritt damit Kot in die bis dahin leere Ampulle. Dieser Versuch am Lebenden zeigt deutlich die Hemmung der Kotbewegung durch den Hypertonus des Rektovesikal- (uterin-) rings.

Der Hypertonus kann Afterschließmuskulatur und Rektovesikal- (uterin-) ring zugleich oder auch nur einen von diesen Ringmuskeln befallen. Sind beide zugleich hypertonisch, so wird der Hypertonus des Rektovesikal- (uterin-) rings durch den Hypertonus der Afterschließmuskulatur gesteigert. Bringt man nämlich die hypertonische Afterschließmuskulatur zur Erschlaffung, so tritt plötzlich von oben her durch den Rektouterinring Kot in die vorher leere Ampulle ein. Der Hypertonus der Afterschließmuskulatur wirkt also auch noch weiter aufwärts hemmend auf die Kotbewegung. Der Hypertonus der Afterschließmuskulatur und der des Rektovesikal- (Rektouterin-) rings verursachen das Bild der s p a s t i s c h e n O b s t i p a t i o n. Besonders bei dem Hypertonus der Afterschließmuskulatur findet man häufig die Bleistift- und Bandform des Kots.

Der Hypertonus des Beckenbodens ist nicht nur geeignet als Hemmnis der Stuhlentleerung zu wirken, er kann auch zum G e b u r t s h i n d e r n i s werden. Ich bin überzeugt, daß der so häufige Stillstand des Kindskopfes auf dem Beckenboden während der Geburt bei normalem Becken durch den Hypertonus des Beckenbodens verursacht wird. Er bewirkt die Unnachgiebigkeit („Rigidität“) des Dammes, die so häufig zur „Beckenausgangszange“ zwingt und zu Zerreißungen des Dammes führt.

Auch in der Blasengegend kommen Schmerzanfälle vor während der Urinentleerung und unabhängig von derselben. Sie haben ihren Sitz in der Gegend der Symphyse und in den Mm. pubovesicales, beim Manne auch in der Basis prostatae, alle diese Stellen sind in diesen Fällen auf Druck stark schmerzhaft, die Mm. pubovesicouterini hypertonisch. Nicht selten äußert sich der hypertonische Reizzustand der Blasengegend auch als V e r m e h r u n g d e s U r i n d r a n g s: die Dehnung der Blase ruft in diesem Falle, bevor der Schmerz eintritt, Urindrang hervor und damit eine Häufung der Urinentleerungen, die manchmal, ohne daß Entzündungserscheinungen von seiten der Blase vorliegen, so hohe Grade erreicht, daß ohne Vermehrung der Flüssigkeitsaufnahme mehrmals in der Stunde Urin entleert werden muß, ein Zustand, der als H y p e r ä s t h e s i a v e s i c a e oder r e i z b a r e B l a s e bezeichnet wird. Wird die Urinentleerung durch äußere Umstände verhindert, so setzt der Blasenschmerz ein, der sich zum K r a m p f m i t H a r n v e r h a l t u n g steigern kann.

Der Hypertonus der Blasenmuskulatur führt häufig zu einer eigenartigen H e m m u n g s e r s c h e i n u n g. Manche Neurastheniker, die sonst keine Blasenbeschwerden haben, sind nicht imstande in Gegenwart anderer zu urinieren; es beruht das auf einer Reizung der hypertonischen Blasenschließmuskulatur auf dem Wege der Irradiation durch das im Unterbewußtsein bei Gegenwart anderer ausgelöste Schamgefühl. Daß tatsächlich eine muskuläre Reizung vorliegt, beweist die Tatsache, daß Alkoholgenuß dieselbe Erscheinung bei den solcherweise Disponierten hervorruft. Der im Blute kreisende Alkohol wirkt in diesem Falle, wie auch sonst häufig, als Reiz auf die hypertonische Muskulatur.

Beim Kinde äußert sich der Hypertonus der Blasengegend als E n u r e s i s, die wohl immer mit einer Häufung der Urinentleerungen verbunden ist. Durch Massage des hypertonischen Bezirks konnte ich dieses Leiden in den weitaus meisten Fällen für die Dauer beseitigen. In den wenigen Fällen, wo die Massage versagte, waren auch alle anderen Mittel erfolglos, so daß man hier eine Innervationsstörung als Ursache des Leidens ansehen muß (Spina bifida occulta).

An den inneren Genitalien sind hypertonische Schmerzzustände beim Manne selten: nur vereinzelt wurde mir über S c h m e r z e n p o s t c o i t u m geklagt. Um so häufiger sind sie bei der Frau. Der typische hypertonische Schmerzanfall ist hier der M e n s t r u a t i o n s s c h m e r z, die D y s m e n o r r h ö e. Wie die Palpation ergibt, hat derselbe stets seinen Sitz in den

Mm. rectouterini, besonders deren Kommissur, dem Torus uterinus, den Ligg. lata und der Rückwand des Uterus. Daß der Schmerz tatsächlich durch den Hypertonus der Beckenmuskulatur an diesen Stellen ausgelöst wird, beweist der niemals ausbleibende Erfolg der Massagebehandlung dieser Stellen. Sobald die Muskulatur an diesen Stellen nicht mehr druckschmerzhaft ist, treten keine Schmerzanfälle bei der Menstruation mehr auf.

Der Hypertonus der Beckenhöhle führt häufig zu Reizzuständen in Form einer abnormen Steigerung des sexuellen Bedürfnisses, vergleichbar dem oben erwähnten „nervösen" Urindrang. Schon beim Kleinkinde kommt diese sexuelle Übererregbarkeit als hypertonische Reizerscheinung vor und äußert sich zuweilen schon in den ersten Lebensjahren als Priapismus, auch wohl als Juckreiz, der dann zu der Onanie der Kleinkinder führt. Im Pubertätsalter erfährt die sexuelle Übererregbarkeit eine gewaltige Steigerung durch den Wachstumsreiz und führt nicht selten zu einer starken Häufung der Pollutionen und einem elementaren Erwachen des sexuellen Bedürfnisses, das fast unausweichlich in der Masturbation seine Befriedigung sucht. Es ist praktisch von großer Wichtigkeit, daß durch Massage der Beckenhöhle diese sexuelle Übererregbarkeit und damit alle diese Erscheinungsformen derselben mit voller Sicherheit beseitigt und damit die Masturbation verhütet werden kann.

Der Ablauf der Geschlechtsvorgänge wird nicht selten bei Mann und Weib durch hypertonische Reiz- und Hemmungserscheinungen beeinflußt. Der normale Verlauf des Koitus verlangt vollständige Immissio penis in vaginam, wobei die Vulva mit ihren erigierten Schwellkörpern dessen Wurzel fest umschließt. Die Testes nun sind vor der Wurzel des Penis aufgehängt; sie werden also von der erigierten Vulva zurückgeschoben und hierbei die Samenstränge, die noch weiter vorn am Leistenkanal befestigt sind, stark gedehnt. Beim Zurückweichen des Penis zieht der M. cremaster — dies ist offenbar sein Zweck — die Testes wieder nach vorn. Es entsteht also eine Melkbewegung, durch die die erigierte Vulva die in den Samensträngen befindlichen Spermatozoen noch intra coitum möglichst entleert. Die sonderbare Tatsache, daß so leicht verletzbare Organe, wie die Testes, nicht, wie die Ovarien und alle übrigen parenchymatösen Organe, in der Leibeshöhle, sondern an der Körperoberfläche und hier unmittelbar am Membrum angebracht sind, ist nur erklärbar dadurch, daß die Natur die Ausmelkung der Samenstränge durch die erigierte Vulva intra coitum beabsichtigt. Dieser Vorgang muß also für die Befruchtung wichtig sein. Er tritt aber nur in Tätigkeit, wenn das Membrum bis an seine Wurzel in der Vagina ist. In diesem Falle befindet sich nun zugleich die Glans im Orificium externum uteri, und dieses umschließt die Glans unter saugenden Bewegungen; damit die Schleimhaut des Orificium hierbei nicht verletzt wird, ist offenbar die Haut der Glans während der Erektion vollkommen glatt. Hat das Orificium sich fest an die Glans angesogen, so bildet der Zervikalkanal die unmittelbare Fortsetzung der männlichen Urethra und das Sperma kommt dann sofort mit dem Uterussekret in Berührung, das alkalisch reagiert und dadurch die Spermatozoen lebensfähig erhält; bei vorzeitiger Entleerung würden sie in das Sekret der Vagina gelangen, das durch seine saure Reaktion ihre Lebensfähigkeit beeinträchtigen muß. Der Höhepunkt des Orgasmus und damit die volle sexuelle Befriedigung ist deshalb sowohl beim Manne wie beim Weibe mit der Melkbewegung der Vulva und dem Ansaugen der Portio an die Glans verbunden; erfolgen diese nicht, so bleibt die volle Befriedigung aus.

Der Hypertonus der Beckenhöhle macht den normalen Ablauf dieses Vorganges unmöglich. Beim Manne bewirkt die Übererregbarkeit, die mit dem hypertonischen Druckschmerz der Symphyse und der Basis prostatae verbunden ist, abnorme Beschleunigung des sexuellen Vorganges, so daß es zur Ejakulation kommt, bevor der innige Kontakt von Glans und Orificium externum einerseits, Vulva und Peniswurzel andererseits erreicht ist. Wir haben dann die Ejaculatio praecox, im weitesten Sinne genommen. Die Beschleunigung kann sich verbinden mit Unterbrechung der Erektion. In den Ansatzstellen der Mm. ischiocavernosi am Sitzbein befinden sich nämlich häufig stark schmerzhafte Insertionsknötchen. Bei der Erektion werden die Mm. ischiocavernosi stark gedehnt; dadurch kann es in diesen Knötchen zu Zerrungsschmerzen kommen. Ferner können die Stoßbewegungen des Membrum intra coitum Zerrungsschmerzen in dem muskulären Befestigungsapparat der Prostata hervorrufen. Diese unterbrechen auf reflektorischem Wege die Erektion, so daß es zur Ejakulation kommt bei unvollständiger oder fehlender Erektion, der Ejaculatio praecox im engeren Sinne.

Beim Weibe führt die gleiche Ursache zu hypertonischen Schwächezuständen der Mm. bulbo- und ischiovavernosi und zum Unterbleiben der Erektion der Schwellkörper; es fehlt dann nach der Immissio der volle Abschluß der Vulva und damit für das Membrum der physiologische Reiz; außerdem fehlt die Melkbewegung der Vulva. Die Folge ist, daß beim Manne das Wollustgefühl mehr oder weniger ausbleibt und das Sperma nicht den vollen Spermatozoengehalt hat.

Der Hypertonus des Beckenbodens kann aber auch zum Krampf führen und wir haben dann den Symptomenkomplex, den man als **Vaginismus** bezeichnet. Derselbe ist vollkommen gleicher Art wie der Afterkrampf und hat ebenso wie dieser seinen Sitz hauptsächlich in den Mm. levatores ani, vielleicht auch in der Muskulatur des Trigonum urogenitale. Die Ursache des Krampfes ist in beiden Fällen die starke Druckempfindlichkeit der hypertonischen Muskulatur; meist erweisen sich bei der Durchtastung einzelne Faserzüge besonders stark druckschmerzhaft und verhärtet. Beim Afterkrampf löst der Druck der von innen andrängenden Kotsäule, beim Vaginismus der Stoß des von außen andrängenden Membrum gegen die schmerzende Muskulatur den Krampf aus. Derselbe erschwert das Eindringen des Membrum stark und kann es unmöglich machen, so daß dieses auf Abwege gerät; so erklären sich manche Koitusverletzungen. Zuweilen ist der Krampf schmerzlos und wechselt bei derselben Frau mit hypertonischer Schwäche der Schwellkörpermuskeln ab.

Von größerer Bedeutung noch ist der Hypertonus der Haltemuskeln des Uterus. Durch diesen wird der Uterus mehr oder weniger vollständig in seiner Lage fixiert, was man leicht durch seitlichen Druck gegen die Portio feststellen kann (W 15): die Portio federt hierbei geradezu in ihre Lage zurück, während man im normalen Zustande die Portio wie den ganzen Uterus ohne jedes Hindernis hin und her schieben kann. Es ist klar, daß unter diesen Umständen der Stoß des Membrum starke Schmerzen verursachen muß. Die Klage der Frauen über **Schmerzen beim Koitus** ist denn auch sehr häufig. Nicht selten aber stellt man die gleiche hypertonische Unbeweglichkeit der Portio fest, ohne daß über Schmerzen in coitu geklagt wird. In diesen Fällen verhütet der weibliche Körper instinktiv durch eine **Abwehrbewegung in coitu** das Auftreten des Schmerzes; es wird nämlich das Becken gesenkt, und hierdurch bei vorgewölbtem Abdomen die Symphyse abwärts gegen das andrängende Membrum geschoben; dadurch wird dieses aus der Richtung gegen das Beckendach abgelenkt und zugleich an vollständigem Eindringen in die Vagina verhindert. Hierdurch wird der Schmerz verhütet, aber es ist klar, daß hierbei eine Befriedigung in coitu weder beim Manne, noch bei der Frau eintreten kann.

Alle diese Funktionsstörungen gelten bisher als nervös und sind Teilerscheinungen des Krankheitsbildes der sexuellen Neurasthenie. Sie gelten als solche für rein seelisch bedingt und als Widerspiegelungen rein psychischer Vorgänge im Unterbewußtsein in die körperliche Peripherie; diese wird als normal vorausgesetzt. Ich weise mit allem Nachdruck darauf hin, daß diese Voraussetzung falsch ist. Die Beckenmuskulatur ist in allen diesen Fällen hypertonisch erkrankt, was mit Leichtigkeit durch Untersuchung festzustellen ist, und diese Erkrankung ist die körperliche Grundlage jener nervösen Störungen. Daß seelische Vorgänge, besonders Gemütserregungen hierbei ebenfalls eine Rolle spielen, bestreite ich nicht, sondern beobachte auch ich täglich. Ihre Wirkung erklärt sich durch die gerade mit Gemütserregungen verbundene Ausstrahlung (Irradiation), die auf den hypertonischen Muskel als starker Reiz wirkt.

Bei diesen nervösen Störungen bleibt es gewöhnlich nicht. Wir haben gesehen, daß nur bei dem festen Kontakt von Vulva und Peniswurzel einerseits, Glans und Portio andererseits im Momente der Ejakulation die Befruchtung völlig gesichert ist. Manche Fälle von Azoospermie beim Manne und Sterilität beim Weibe bei sonst beiderseitig gesunden Genitalien können darauf beruhen, daß es in coitu niemals zu diesem Kontakt kommt.

Der Hypertonus kann ferner in der Beckenmuskulatur ebenso wie an der äußeren Muskulatur zu Verkürzung führen. Wir haben dann Kontrakturen ganz gleich den Kontrakturen hypertonischer Extremitätenmuskeln bei Gelenkversteifungen. Diese Kontrakturen sind besonders häufig in der Muskulatur des Beckendaches, am häufigsten bei der Frau. Hier ergibt die Tastuntersuchung fast in jedem Falle von Hypertonus der Beckenmuskulatur, daß der eine oder andere der Beckenmuskeln verkürzt ist, auch ohne daß irgendeine organische Erkrankung oder eine Entbindung vorhergegangen ist. Diese Verkürzungen bewirken Verlagerungen der Gebärmutter. So bewirkt die Kontraktur der Mm. pubovesicales und ihrer Fortsetzung zur Zervix (Mm. pubovesicouterini) Verlagerung nach vorn, Anteversio. Verkürzen sich gleichzeitig die Mm. suspensorii und proprii ovariorum, so wird das Corpus uteri nach rückwärts gezogen und wir haben eine Retroflexio. Verkürzen sich die Mm. rectouterini, so wird die Portio nach rückwärts gezogen und wir haben eine spitzwinklige Anteflexio. Sind gleichzeitig auch die Mm. suspensorii und proprii ovariorum verkürzt, so entsteht die Retroversio. Verkürzt sich die Muskulatur in einem der Ligg. lata, so entsteht eine seitliche Verlagerung, seltener nach rechts, zumeist nach links. Die verkürzten Muskeln sind immer verhärtet und besonders stark druckschmerzhaft. Der hier vorgetragenen Auffassung der Entstehung der Lageveränderungen des Uterus steht die vielfach geäußerte Annahme entgegen, daß bei der Entstehung der Lageveränderungen des Uterus die Erschlaffung seiner Bänder eine Rolle spiele. Ich habe niemals bei der Tastuntersuchung der Lageveränderungen eine solche Erschlaffung, vielmehr stets nur vermehrte Spannung im Halteapparat des Uterus feststellen können. Selbstverständlich ist, wenn eines der Bänder verkürzt ist, das gegenwirkende gedehnt, diese Dehnung ist aber keine Erschlaffung.

Die Verhärtung greift regelmäßig von den verkürzten Haltemuskeln auf den Uterus, der ja selbst Muskel ist, über an der Insertionsstelle der hypertonischen Muskeln. Besonders die Cervix uteri, an der ja die vorwiegend erkrankten Muskeln, nämlich die Mm. rectouterini, die Muskulatur der Ligg. lata und die vom Blasenhals her kommenden Muskeln inserieren, ist regelmäßig wesentlich härter als das Corpus uteri und die Portio, und etwas verdickt. Auch die Muskulatur des Corpus uteri wird zuweilen von dem Hypertonus und der Verhärtung mitergriffen: dieses fühlt sich dann eigenartig starr an und die normale Beweglichkeit zwischen Cervix und Corpus uteri ist aufgehoben.

Trotz dieses Befundes kann der Zustand völlig beschwerdefrei sein, was sich leicht begreift, denn die verkürzten Muskeln brauchen ja nur bei Dehnung zu schmerzen. Die Verlagerung verursacht für gewöhnlich überhaupt keine Erscheinungen — die vaginale Retroversio-flexio finde ich sehr häufig bei den verschiedensten Zuständen als beschwerdelosen Nebenbefund —, vor allem verursacht sie keine Rückenschmerzen; diese sind vielmehr, wie ich schon (S. 15) hervorhob, wenn sie vorhanden sind, immer durch einen Hartspann der Hüft- und Lendenmuskulatur hervorgerufen. Die Verlagerung ist ebenso wie die Kontraktur der hypertonischen Beckenmuskulatur häufig angeboren — ich habe beides schon in den ersten Lebensjahren festgestellt —, diese virginale Retroversioflexio ist dann vergleichbar der Kontraktur, die z. B. dem angeborenen Klumpfuß zugrunde liegt. Häufig sind die Verlagerungen bekanntlich Folge infektiöser Erkrankungen der inneren Geschlechtsorgane oder Folge der Entbindung. Sie sind dann vergleichbar der Extremitätenkontraktur nach Phlegmone oder nach Trauma. Ebenso wie bei Eiterungen die Extremitätenmuskulatur weithin nekrotisiert und nachher schrumpft [1]), so nekrotisiert und schrumpft auch bei gonorrhoischen oder Puerperalerkrankungen die Beckenmuskulatur. Der Quetschung aber, die im Muskel Schwellung und Verhärtung mit Gefäßlähmung und bei längerer Dauer Drucknekrose mit nachfolgender Schrumpfung hervorruft [1]), ist die Entbindung gleich, die nicht denkbar ist, ohne daß die Beckenmuskulatur starken Dehnungen, Zerrungen und Quetschungen ausgesetzt wird, welche bei längerer Dauer der Entbin-

[1]) Schmincke, Die Kriegserkrankungen der quergestreiften Muskulatur. Sammlung klin. Vortr. Neue Folge. Nr. 758/59.

dung dieselbe Gewebsveränderung, Gefäßlähmung, Drucknekrose und Schrumpfung in der Beckenmuskulatur hervorrufen müssen wie an den Extremitätenmuskeln. Hierzu kommt die außerordentliche Steigerung des Hypertonus, die mit allen traumatischen und Entzündungsvorgängen in der Muskulatur verbunden ist. Auch bei den nach Infektion und Entbindung auftretenden Verlagerungen ist also die Muskelverkürzung im Beckendache die eigentliche Ursache, die Narbenbildung im Bindegewebe Folge; sie würde sich unter dem Muskelzuge ebenso wieder lockern wie die Extremitätenkontraktur, wenn die Beckenmuskulatur nicht starr wäre, sondern sich normal bewegte.

Bei dieser Entstehungsweise ist die einzige physiologische Behandlungsweise die Massage und Dehnung der verkürzten Muskeln. Diese Behandlungsweise ist zwar ziemlich langwierig, aber sie allein ist imstande, die physiologische Norm wiederherzustellen, soweit das überhaupt möglich ist. Ein operativer Eingriff würde nicht nur die Verkürzung der gedehnten, sondern auch die Durchtrennung der verkürzten Muskeln erfordern, um die physiologischen Verhältnisse wiederherzustellen. Nach diesem Grundsatze verfahren aber, soweit ich sehe, die bisherigen Operationsmethoden nur ausnahmsweise; zudem pflegt ein kontrakturierter Muskel nach Durchschneidung, wenn er nicht mit Massage und Dehnung nachbehandelt wird, wieder in Kontraktur zu verwachsen. Die bisherigen Operationsverfahren sind also gegenüber der Massagebehandlung Notbehelfe. Vor allem aber beseitigen sie nicht den Hypertonus der Beckenmuskulatur, der die mit den Verlagerungen verbundenen Beschwerden verursacht, im Gegenteil der operative Eingriff wirkt auf den Hypertonus wie jedes andere Trauma, er steigert ihn; infolgedessen erleben wir sehr häufig, daß gynäkologisch operierte Frauen nach der Operation mehr Beschwerden haben und noch nervöser sind als sie schon vorher waren. Gegenüber diesen Bedenken gibt die Massage, selbst wenn sie aus irgendwelchen Gründen nicht so lange fortgesetzt werden kann, bis die anatomische Norm wiederhergestellt ist, doch mindestens die volle Sicherheit, daß sie die Beschwerden beseitigt, denn ihr Ziel ist die Verringerung des Hypertonus, der die Beschwerden verursacht. Bedenkt man aber, daß die Patientinnen den Arzt nicht eigentlich wegen ihrer Verlagerung aufsuchen, denn von dieser wissen sie ja nichts, sondern wegen der Beschwerden, die sie haben, so erfüllt die Maßnahme, die die Beschwerden behebt, vielleicht eher die ärztliche Forderung des Falles, auch wenn sie den Formfehler nicht ganz ausgleicht, als die Operation, die den Formfehler ausgleicht, aber die Beschwerden beläßt oder gar steigert.

Eine sehr häufige Folge des Hypertonus der Beckenmuskulatur sind ferner Zirkulationsstörungen in den Organen des kleinen Beckens. Merkel[1]) hat darauf hingewiesen, daß die Muskulatur der Ligg. lata nicht nur den Zweck hat, den Uterus in seiner Lage zu halten, sondern ebensosehr, die Zirkulation in den Venen- und Lymphgefäßgeflechten des Parametriums zu regulieren. Der Venen- und Lymphstrom ist im ganzen Körper, und so auch hier auf die regelmäßige Arbeit der Muskulatur angewiesen. Die Wirkung dieser Arbeit auf den Venen- und Lymphstrom ist gebunden an die Abwechslung von Zusammenziehung und Erschlaffung; vor allem ist für die Vollständigkeit der Wirkung vollständige Erschlaffung notwendig. Bei dem Hypertonus der Beckenmuskulatur fehlt die Erschlaffung, die ganze Muskulatur befindet sich hierbei ständig in mehr oder weniger unbeweglicher Spannung. Es ist deshalb leicht begreiflich, daß wir hierbei fast immer Stauungserscheinungen finden in Form von Schwellungen der Gebärmutter. Die chronische Schwellung, Verhärtung und Starre des Uterus, die mit Weißfluß und Steigerung der Menstruationsblutungen einhergeht und unter dem Namen der chronischen Metritis und Endometritis geht, ist immer mit einem Hypertonus des Beckendaches verbunden. Ich bin deshalb der Überzeugung, daß sie in den meisten Fällen eine durch diesen Hypertonus verursachte Stauungserscheinung ist, verbunden mit einem Eigenhypertonus des Uterus, der ja selbst Muskel ist und als solcher ebenso leicht und häufig hypertonisch erkrankt wie jeder andere Muskel. Jedenfalls erzielt eine nach diesem Grundsatze durchgeführte Massagebehandlung der Beckenmuskulatur und des Uterus mindestens den gleichen Erfolg wie die heute übliche örtliche Behandlung, wie folgendes Beispiel zeigt.

22jähr. Virgo: Periode alle 2—3—4 Wochen, bis zu 14 Tagen dauernd mit starkem Blutverlust (5—6 Binden täglich), bei Erregung auch außer der gewöhnlichen Zeit. Infolgedessen starke Müdigkeit, Unfähigkeit zu dauernder Arbeit. Nach Behandlung in Universitätsklinik Febr. bis März 21 (Ausschabung, Luteoglandol), Periode acht Tage mit noch immer starkem Blutverlust. Hinfälligkeit unverändert. Ziehende Schmerzen bald hier bald dort. Halbseitiger Kopfschmerz ständig.

Die Untersuchung (18. Aug. 21) ergab außer allgemeinem Hartspann an Bauch, Schultern und Hals Starre und Druckschmerz der Ligg. rectouterina und lata, Verkürzung des linken Lig. latum mit Verlagerung des Uterus nach links, Verdickung und Verhärtung des Uterus, zumeist der Zervix.

Die Behandlung bestand in allgemeiner und gynäkologischer Massage viermal wöchentlich, im ganzen 68mal und dauerte vom 18. Aug. bis 15. Dez. 21. Während derselben dauerte die erste Periode vom 7. bis 22. Sept., die zweite vom

---

[1]) Merkel, III, S. 382 f., 394.

11. bis 19. Okt., die dritte vom 29. Okt. bis 2. Nov., die vierte vom 18. (Dez.) bis 30. Nov., die fünfte nach Schluß der Behandlung vom 28. Dez. bis 8. Jan. 22, die sechste vom 31. Jan. bis 5. Febr. Pat. war nach Beendigung der Behandlung beschwerdefrei, anfangs noch etwas müde. August 22 wurde sie Krankenpflegeschülerin und ist bis jetzt (1. Aug. 25) ohne jede Störung als Krankenpflegerin tätig gewesen. Seit drei Jahren tritt die Periode pünktlich alle vier Wochen ein und dauert 6—8 Tage, in den ersten beiden Tagen werden 1—2, sonst 4—5 Binden täglich gebraucht; während der Tage ist sie etwas müde, sonst aber beschwerdefrei, und verrichtet ihren Dienst.

Auch die häufig vorkommende Verzögerung der Rückbildung des Uterus nach der Geburt ist wohl nur als Stauungserscheinung zu erklären, hervorgerufen durch den Hypertonus der Haltemuskeln des Uterus, der durch die Quetschung während der Geburt mehr oder weniger stark gesteigert wird.

Jede Stauung nun ist ein außerordentlich günstiger Nährboden für Infektionserreger. Der Hartspann der Beckenmuskulatur disponiert also zu infektiösen Gebärmutter- und Adnexerkrankungen. Diese Disposition wird stark gesteigert durch das Geburtstrauma, das, wie ich schon hervorhob, in der Beckenmuskulatur schwere Zerrungen und Quetschungen, damit Gefäßlähmung und Nekrose in mehr oder weniger großer Ausdehnung setzt und dadurch an und für sich schon schwere Stauung hervorruft. Auch die Eiterung führt zu mehr oder weniger ausgedehnter Nekrotisierung der Beckenmuskulatur und wird dadurch nicht nur Ursache von Schrumpfung mit Bewegungsunfähigkeit der geschrumpften Muskeln, sondern auch ihrerseits wieder selbst Ursache von Stauung und Schwellung. Die Stauungserscheinungen erreichen also einen besonders hohen Grad, wenn sich zu dem einfachen Hypertonus noch die schweren Gewebsveränderungen in der Beckenmuskulatur hinzugesellen, die die Folge von Quetschungen intra partum und Entzündungen infolge gonorrhoischer oder puerperaler Infektion sind.

Das Entscheidende in der Entwicklung des Krankheitsvorgangs sind hierbei immer die Veränderungen in der Muskulatur. Im akuten Stadium der primäre Hypertonus und seine Steigerung durch die Geburtsschädigung oder Eiterung, außerdem vielleicht noch die durch diese Schäden gesetzten Nekrosen. Sie legen die Zirkulation lahm und machen es dadurch den Abwehrkräften des Organismus unmöglich, zur Wirkung zu kommen. Im Endergebnis die Schrumpfung der in stärkstem Hypertonus verharrenden Muskulatur. Die mit ihr verbundene Bewegungsunfähigkeit des Beckendaches macht die Stauung permanent und verhindert dadurch die Wiederherstellung der Norm. Der Angriffspunkt der Behandlung muß also auch bei diesen chronischen Entzündungszuständen die Muskulatur sein, diese muß wieder beweglich gemacht und gedehnt, kurz der Hypertonus, die Schrumpfung und Starre derselben behandelt werden. Das bei weitem wirksamste Mittel hierzu ist die Massage. So erklärt sich also die alte Erfahrung, daß es kein Mittel gibt, das die Heilung von Schwellungszuständen und chronischen Entzündungen mehr befördert als die Massage.

Beim Manne ist der Hypertonus der Muskulatur des Beckendaches ebenso häufig wie bei der Frau. Daß er bisher kaum bekannt ist, liegt wohl an der Unvollkommenheit der bisher gebräuchlichen Mastdarmuntersuchungsweise, die sich zudem lediglich auf die Prostata zu beschränken pflegt. Auch ist beim Manne das Beckendach nicht den Insulten ausgesetzt, die das Beckendach der Frau intra coitum und partum treffen. Der Hypertonus des Rektovesikalrings ist sehr häufig und verursacht ebenso wie bei der Frau nicht selten chronische Obstipation. Ist der Rektovesikalring stark hypertonisch und verengt, so ist die Prostata immer unbeweglich, ihre seitlichen Haltemuskeln starr und verdickt, während sie in der Norm, wie man von ihrer Basis aus (M 12) oder durch bimanuelle Untersuchung (M 13) am besten feststellen kann, etwas beweglich ist. Häufig sind denn auch weiche Schwellungen und Vergrößerungen mit Verhärtung, also Prostatahyperplasien, die durchaus nicht immer örtliche Beschwerden verursachen. Nicht ganz selten sind auch symptomlose Schwellungen der Samenblasen. Bei der Prostatahyperplasie verursacht die Fixation der Prostata dem tastenden Finger die Empfindung ganz besonderer Starre, der Rektovesikalring ist besonders stark hypertonisch, druckschmerzhaft, eng und deshalb besonders hoch gegen das Promontorium hinaufgezogen und schwer erreichbar. Das Tastbild der ausgebildeten Prostatahyperplasie hat für den untersuchenden Finger eine unverkennbare Ähnlichkeit mit dem Tastbilde, das der retrovertierte vergrößerte und verhärtete Uterus bei der Betastung per anum darbietet. Schwellung und Hyperplasie sind hier ebenso Folge der durch den Hypertonus verursachten venösen und Lymphstauung wie die Schwellung und Hyperplasie des Uterus. Einfache Schwellungen der Prostata pflegen bei der Massagebehandlung schnell, oft durch eine Massage, rückgängig zu werden. Hyperplasien erfordern wegen der großen Empfindlichkeit, die die höher gelegenen Teile für den Finger so schwer erreichbar macht, oft lange Behandlung. Überempfindlichkeit und Schmerzen können erst nachhaltig beeinflußt werden durch Massage der Basis prostatae, die erst möglich wird nach Überschreiten des Rektovesikalrings durch den massierenden Finger.

Eine Stauungserscheinung infolge von muskulärem Hypertonus sind auch die Hämorrhoiden. In allen Fällen von Hämorrhoiden, die ich untersucht habe, fehlte nicht eine hochgradige Kontraktur des M. sphincter ani internus. Derselbe war meist so eng, daß er den Finger überhaupt nicht durchließ. Gelang es, ihn durch zirkuläre Streichungen (M 2, W 2) zur Erschlaffung zu bringen, so trat mit der Erweiterung des Afters eine Abschwellung der Hämorrhoidalknoten ein — ein Beweis, daß auch hier der regelrechte Abfluß des Blutes aus den Venen an den normalen Wechsel von Kontraktion und Erschlaffung in dem durchbluteten Muskelbereich gebunden ist. Die physiologische Behandlungsweise ist also auch hier die Beseitigung des Sphinkterhypertonus, also die Massage. Dasselbe gilt für die Folgezustände der Hämorrhoiden, das Ekzem des Anus, die Ursache des Pruritus ani, und die Neigung zu periproktitischen Abszessen. Diese Abszesse rezidivieren gern wegen der vorhandenen venösen Stauung; das Rezidiv wird verhütet durch die Massagebehandlung des Anus nach Ausheilung des Abszesses. O. Rosenbach[1]) hat auch die Fissura ani mit Massage behandelt, von der Beobachtung ausgehend, daß der Fissurenschmerz nur zum Teil Wundschmerz, zu einem mehr oder weniger großen Teil vielmehr Muskelschmerz ist und seinen Sitz in der Analmuskulatur hat. Trotz der Richtigkeit dieser Beobachtung ist die Fissura ani nach meiner Erfahrung kein dankbarer Gegenstand hierfür wegen des Wundschmerzes; dieser ruft eine reflektorische Kontraktur der Analmuskulatur hervor, die den schon vorhandenen Hypertonus überlagert und das Eindringen des Fingers in den After, das wegen des Wundschmerzes schon äußerst schmerzhaft ist, fast unmöglich macht. Es empfiehlt sich, die Fissur zuerst durch andere Mittel zur Heilung zu bringen und dann erst die venöse Stauung, die das Wiederentstehen der Fissur begünstigt, durch Massagebehandlung zu beseitigen, die in diesem Falle besonders vorsichtig ausgeführt werden muß.

Mit dem örtlichen Befund und den örtlichen Beschwerden ist die klinische Bedeutung des Hypertonus der Beckenhöhle nicht erschöpft. Das Seelenleben jedes Menschen wird von dem Beginn der Pubertätsentwicklung bis zum Ende des Klimakteriums maßgebend beeinflußt durch die Antriebe, die eigenen Gesetzen folgend von den Geschlechtsorganen herkommen. Die Norm besteht hier darin, daß der Wille immer Herr über diese Antriebe bleibt. Das kann aber nur erwartet werden, wenn die Stärke dieser Antriebe normal ist. Wächst diese über die Norm hinaus, so wird ein unverhältnismäßiges Maß von Kraft zur Beherrschung des

[1]) O. Rosenbach, Nervöse Zustände und ihre Behandlung. 2. Aufl. 1903.

Triebes erfordert, und es kommt zu Nervosität und Verringerung der geistigen Leistungsfähigkeit für andere Zwecke. Oder der Wille erliegt und die Folge ist in der Pubertät, wie wir gesehen haben, Onanie, die sich bei Behinderung normaler sexueller Befriedigung lange fortsetzen kann. Mag man nun auch der Onanie gesundheitsschädigende Wirkung absprechen, jedenfalls wirkt auf jeden gesund empfindenden Menschen das Bewußtsein, in dieser unwürdigen Weise Sklave seiner Triebe zu sein, deprimierend, und diese Depression verbunden mit dem steten zur Niederhaltung des Triebes nötigen Kampf ist sehr geeignet, besonders bei anderweitiger starker geistiger Beanspruchung, geradezu einen seelischen Erschöpfungszustand herbeizuführen. Bedenklich ist zudem die Tatsache, daß die Onanie viel mehr als der normale sexuelle Verkehr den Weg bahnt zu allen möglichen sexuellen Perversitäten. Es liegt also eine dringende ärztliche Indikation vor, die Onanie zu verhüten. Und das ist möglich durch Herabsetzung der Übererregbarkeit in der Beckenhöhle durch die Massage derselben.

In der Ehe ist die Norm volle Befriedigung des sexuellen Bedürfnisses, und die Vorbedingung des Glücks der Ehe ist auf körperlichem Gebiete, daß der Koitus für beide Teile mit voller Befriedigung endet. Bleibt diese aus, so bewirkt die immer wiederholte neue Reizung nicht nur einen örtlichen Reizzustand der Beckenorgane, sondern auch in Rückwirkung auf die Psyche besonders bei der Frau allgemeine Erregtheit und allgemeine Unbefriedigung bis zur Depression. Außerdem aber kann das Ausbleiben der Befriedigung in coitu der Weg werden zur Entfremdung der Ehegatten. Der Mann ist, wenn er in die Ehe tritt, zumeist von den Virtuosinnen des Koitus in die Schule genommen worden und kennt aus dem Verkehr mit ihnen den Genuß des vollendeten Koitus. Für ihn kann das Ausbleiben dieses Genusses in der Ehe infolge des Beckenhypertonus seiner jungen Frau zur großen Enttäuschung werden, die ihn wieder auf seine alten Wege zurückführt, und seine unerfahrene Frau quält sich vergebens ab mit dem Suchen nach dem Grunde der Kühle ihres Mannes, dem beobachtenden Arzte das Bild der neurasthenischen Depression darbietend. Oder aber, selbst ständig gereizt und unbefriedigt gelassen bei starkem, durch den Hypertonus noch gesteigertem Triebe, rächt sie sich, ihr selbst unbewußt, an dem unzulänglichen Gatten, durch die Unarten und das Theaterspiel, das wir als Hysterie bezeichnen. Auch in diesem Falle ist es Sache des Arztes, die körperliche Ursache dieser nur scheinbar rein seelischen Störungen zu finden und ihr abzuhelfen.

Diese seelischen Rückwirkungen des Hypertonus der Beckenhöhle, die örtlichen Beschwerden, die er verursacht, und seine

Fernwirkungen auf die hypertonische Rumpf- und Kopfmuskulatur, die wir als Rücken- und Kopfschmerzen, als Migräne, als Schlaflosigkeit usw. kennengelernt haben, sind im Einzelfalle gewöhnlich vereinigt in mehr oder weniger vollständiger Sammlung zu einem einheitlichen Krankheitsbilde. In diesem Bilde tritt bald dieses, bald jenes Einzelsymptom stärker hervor und prägt dadurch jedem Einzelfall seine besondere Eigenart auf. Dieses Krankheitsbild kennen wir unter dem Namen der — in diesem Falle sexuellen — Neurasthenie oder Hysteroneurasthenie. Es gilt noch immer als „psychogen". Für den Arzt, der wirklich helfen will, ist es von der größten Wichtigkeit zu wissen, daß ihm eine sehr greifbare körperliche Ursache zugrunde liegt.

4.

Indikationen

Das Anwendungsgebiet der Massage der Beckenhöhle umfaßt alle Krankheitszustände, die durch einen Hypertonus der Beckenhöhle allein oder mit verursacht sind.

Das sind in erster Linie alle rein funktionellen Störungen der Blasen-, Mastdarm- und Geschlechtstätigkeit, die heute meist als „nervös“ angesehen werden. Im Kindesalter die große Mehrzahl der Fälle von Enuresis. In der Pubertät die Zustände von sexueller Überreizung, mögen sie sich in Priapismus oder übermäßigen Pollutionen zeigen. Dadurch, daß die Massage diese Zustände zur Norm zurückbringt, wird sie zum Verhütungs- und Heilmittel der Onanie. Beim Erwachsenen der Blasenkrampf, der schmerzhafte, nervös bedingte Harndrang, der Afterkrampf, der Steißbeinschmerz, die vom After oder Mastdarm aus verursachte Stuhlverstopfung, die Hämorrhoiden mit ihren Folgezuständen, dem Afterekzem, und dem Pruritus ani. Hierzu gehört auch die Anwendung der Massage in der Nachbehandlung von Fissuren und periproktitischen Abszessen.

Sodann die Funktionsstörungen intra coitum: Schmerzen, die sich bei oder nach dem Koitus einstellen, beim Manne die Ejaculatio praecox, beim Weibe der Vaginismus und die scheinbare sexuelle Anästhesie, die „Gefühlskälte“, insofern ihr hypertonische Zustände im Becken zugrunde liegen.

Beim Manne kommen sodann Schwellungen der Prostata, der Cowperschen Drüsen und der Samenblasen in Frage. Die Hyperplasie der Prostata ist durch Massage schwer zu beeinflussen; ein nachhaltiger Erfolg ist bei ihr erst zu erwarten, wenn es gelingt, über den Rektovesikalring weg die Basis prostatae zu erreichen.

Beim Weibe sind die Leibschmerzanfälle bei der Menstruation durch die Massage der Beckenhöhle sicher zu beseitigen. Für die Verlagerungen der Gebärmutter ist die Massage die einzige physiologische Behandlungsweise; sie beseitigt sicher die durch die Verlagerungen verursachten Beschwerden, was bei operativer Behandlungsweise nicht sicher ist, auch die Behebung der Lageveränderung ist möglich, erfordert aber lange Behandlung. Die einzige physiologische Behandlungsweise ist sie ferner für örtliche Stauungserscheinungen im kleinen Becken, mögen sie als Schwellungen der Gebärmutter und durch sie bedingten Ausfluß auftreten oder sich als Steigerung und Verlängerung der Menstruation zeigen, mögen sie ferner sich chronisch entwickelt haben, durch Verlagerung entstanden sein, oder post partum infolge mangelhafter Involution oder nach Entzündungsprozessen zurückgeblieben sein, also die chronische nicht infektiöse Metritis und Endometritis und die Subinvolutio uteri.

Die Entzündungen der Adnexe sind erst im chronischen Zustande, dann aber ein sehr dankbarer Gegenstand der Massagebehandlung, doch wird es dem Arzte, der die Technik völlig beherrscht und vorsichtig vorgeht, möglich sein, auch schon akutere im Abklingen begriffene Entzündungsvorgänge mit Massage zu behandeln.

Bei allen diesen Zuständen erfordert die Massagebehandlung Ausdauer von seiten des Arztes und der Kranken, da bei der Behandlung der stark schmerzhafte Bandapparat erst ganz allmählich vollständig zu erfassen und dann erst voller Erfolg zu erwarten ist. Bei der Ausführung der Massage ist wegen des starken Druckschmerzes in der hypertonischen Beckenhöhle, der nach Entzündungen ganz besonders stark ist, große Vorsicht notwendig. Ferner ist stets im Auge zu behalten, daß der Gegenstand der Behandlung die Beckenmuskulatur und der Uterus (als ebenfalls muskuläres Organ) ist und daß alle übrigen Organe nur dadurch beeinflußt werden, daß die durch den Beckenhypertonus in ihnen verursachten Zirkulationsstörungen durch die Massage behoben werden.

Damit ist auch die Grenze der Massagewirkung gegeben. Organische Krankheitsprozesse, Neubildungen, akute noch fieberhafte Entzündungen sind nicht Gegenstand der Massage; eine günstige Wirkung kann von ihr hier nicht erwartet werden, möglicherweise könnte der Reiz des Eingriffes sogar schaden.

Sehr erwägenswert scheint mir die Verwendung der Massage zu sein für die Vorbereitung des Dammes für die Geburt und für die Beschleunigung der Wiederherstellung der durch die Geburt geschädigten Gewebe. Bei älteren Erstgebärenden kann die Rigidität des Dammes durch Massage des hypertonischen Beckenbodens während der Schwangerschaft mehr oder weniger vollständig beseitigt, dadurch die Entbindung wesentlich erleichtert und der Entstehung von Dammrissen vorgebeugt werden. Nach der Entbindung aber, etwa von der dritten Woche ab, ist die Massage der Beckenhöhle in Verbindung mit der der Hüften, Lenden und des Bauches ein unersetzliches Mittel, um die Rückbildung nicht nur der Bauchdecken, sondern auch des Uterus, seines Bandapparates und des Dammes zu beschleunigen und eine möglichst vollständige Wiederherstellung zu erzielen, nicht nur der normalen Körperform, sondern vor allem auch der vollen normalen Funktionsfähigkeit der Becken- und Dammmuskulatur und der Bauchorgane.

Krönig[1]) empfiehlt die Massage zur Beförderung der Entwicklung des infantilen Uterus. Wenn man beobachtet, wie sicher und energisch fast ohne jede Ausnahme der zurückgebliebene kindliche Körper mit Zunahme des Längenwachstums und Gewichts auf den Reiz der Massage reagiert, so kann man diese Indikation nur als physiologisch sehr wohl begründet und die Massage jedenfalls als das weitaus sicherste Mittel hierfür bezeichnen. Ebenso aber, wie man beim zurückgebliebenen Kinde die Beförderung der Entwicklung nur von der Massage des ganzen Körpers sieht, wird man auch beim zurückgebliebenen Uterus eine solche Wirkung nur erwarten können, wenn sich die Massage nicht auf den Uterus beschränkt, sondern die ganze, in diesen Fällen wohl immer hypertonische, Beckenmuskulatur bearbeitet. Hierher gehört auch die Anwendung der Massage zur Behebung der Sterilität. Wir haben gesehen, inwiefern der Hypertonus der Beckenhöhle den normalen Ablauf des Koitus und damit die Befruchtung erschwert. Demgemäß kann die Behebung des Hypertonus auch das Eintreten einer Gravidität befördern. Wenn ich auch bisher keine Gelegenheit hatte, zu diesem Zwecke die Massage anzuwenden, so ist mir doch aufgefallen, daß nicht selten wenige Wochen nach Einleitung einer Massagebehandlung mit Einschluß der Beckenhöhle Gravidität eintrat. Will man den Versuch machen, die Sterilität mit Massage zu behandeln, so muß man sowohl die männliche wie die weibliche Beckenhöhle behandeln, die männliche, um die abnorme Beschleunigung der Ejakulation zu beseitigen, die weibliche, um Beckendach und Beckenboden schmerzunempfindlich zu machen.

Bei allen nicht organisch verursachten Schmerzzuständen vom Rippenbogen abwärts, also bei jedem „nervösen“ Leibschmerz, jedem Kreuzschmerz, jeder Ischias, auch bei Plattfußbeschwerden, die sich ja häufig nicht auf die Füße beschränken, ist die Massage-Untersuchung der Beckenhöhle notwendig zur Feststellung, ob ein Hypertonus der Beckenmuskulatur vorhanden ist. Ist das der Fall, so wird man von der Mitbehandlung

[1]) Penzoldt und Stintzing, Handbuch der gesamten Therapie. 4. Aufl. 1912. Band VII, S. 243f.

der Beckenhöhle, die dann als Reizzentrum die Krankheitserscheinungen steigert oder unterhält, eine wesentliche Beschleunigung oder gar erst die Anbahnung des Erfolges der Behandlung erwarten können. Dann, aber auch nur dann, ist die Massage der Beckenhöhle bei diesen Zuständen angebracht, bei denen selbstverständlich die Massage des äußeren Hartspanns stets die Hauptsache bleibt.

Die Untersuchung der Beckenhöhle ist ferner nötig bei allen nervösen Zuständen, bei jeder Neurasthenie oder Hysterie. Ist hierbei die Beckenhöhle hypertonisch, so ist mit Fernwirkungen auf die Rumpf- und Kopfmuskulatur und mit seelischen Rückwirkungen zu rechnen. Die Untersuchung enthüllt hier nicht selten mit einem Schlage die Entstehungsursache des Zustandes. Wer als Arzt erfahren hat, wie schwer besonders der immer vorhandene seelische Anteil an der Entstehung und Zusammensetzung eines nervösen Zustandes zu enthüllen ist, wie die meisten Menschen vor dem Arzte gerade diese Zusammenhänge zu verbergen bestrebt sind, deren Kenntnis doch für die Heilung des Zustandes so wichtig ist, der wird dieses Untersuchungsverfahren zu schätzen wissen, das ihm so manche lästige und indiskrete, bei empfindsamen und beeinflußbaren Patienten nicht selten schädliche Frage erspart. Die Untersuchung ist hier geradezu ein Hilfsmittel der „Psychoanalyse" von höchstem Werte. Aber nicht nur das. Ergibt die Untersuchung hier einen ursächlichen Zusammenhang, so ist die Massage der Beckenhöhle in Verbindung mit der des äußeren Hartspanns ein unersetzbares und sicher wirkendes Heilmittel für diese Zustände, bei denen bisher die Heilkunst so häufig versagt.

II.

Technik

Vorbedingungen

Zur Vornahme der Massage ist erforderlich ein T i s c h von 2 m Länge, 50 cm Breite und 80 cm Höhe mit hochstellbarem 50 cm langem Kopfteil und 1 m langem, ebenfalls hochstellbarem Fußende. Nicht geeignet ist für die Massage ein Liegesofa (Chaiselongue), auch die gewöhnlichen gynäkologischen Untersuchungsstühle eignen sich nicht. Dagegen ist ein gewöhnlicher Eßtisch mit aufgelegter Matratze und Kopfkeil im Notfalle zu gebrauchen.

Bei der Massage muß der Arzt stehen, weil sie völlig freie Bewegung des ganzen Körpers erfordert. Nur Kinder etwa bis zum 10. Lebensjahre kann man im Sitzen massieren. Hierzu hat man aber einen besonderen 10 cm niedrigeren Tisch nötig, an dem die Zarge unter die Mitte der Tischplatte verlegt ist, damit der Stuhl, auf dem man sitzt, unter die flache Tischplatte geschoben werden kann. Zweckmäßigerweise sitzt dann die Mutter oder Wärterin, die das Kind hält, dem Arzte gegenüber auf der anderen Seite des Tisches.

Zur Massage wird der Patient horizontal gelagert, und zwar in S e i t e n l a g e mit leicht erhöhtem Kopfe und angezogenen Knien. Diese Lage bringt die Muskulatur am stärksten zur Erschlaffung, was für die Massage erstes Erfordernis ist. Eine weitere Erschlaffung der Bauchdecken und damit eine wesentliche Erleichterung der Massage der Beckenhöhle ist durch B e c k e n h o c h l a g e r u n g möglich. Diese wird durch Hochstellung des Fußendes bewirkt, das zugleich die Aufstützung des Ellbogens bei der Untersuchung möglich macht. Die Vorzüge der Seitenlage treten bei der Massage der Beckenhöhle besonders hervor. Beim Manne ist der bisherige Gebrauch, die „Prostatamassage“ in Knieellbogenlage oder an dem stehenden Patienten bei gebeugtem Oberkörper vorzunehmen, denkbar unpraktisch, denn diese Stellung macht den übrigen Inhalt der Beckenhöhle für die Betastung fast ganz unerreichbar. Die Seitenlage ermöglicht außerdem die bimanuelle Abtastung der Prostata und der Samenblasen in ebenso bequemer Weise wie beim Weibe (M 13), viel bequemer und leichter als nach den Vorschlägen von J a c o b s o h n, P i c k e r und

Haberland[1]). Bei Seitenlage kann die auf die Bauchdecken aufgelegte Hand ebenso wie bei der Frau in der leichtesten Weise die Adnexe und die Prostata dem im After befindlichen Finger entgegendrücken. Beim Weibe sind die Bauchdecken in Seitenlage wesentlich stärker erschlafft als in der bisher gebräuchlichen Rückenlage; außerdem werden die Armbewegungen des Arztes durch die Oberschenkel der Frau nicht behindert, was bei der gewöhnlichen Untersuchungslage in mehr oder weniger großem Maße der Fall ist.

Das beste Gleitmittel für die Massage ist der Schleim. Er ist von allen in Betracht kommenden Mitteln am schlüpfrigsten, billigsten und reinlichsten. Er trocknet auf der Haut in Schüppchen ein und kann einfach trocken abgerieben werden; in kaltem oder besser in warmem Wasser, z. B. im Bade, löst er sich wieder auf und kann durch einfaches Streichen ohne Benutzung von Seife von der Haut entfernt werden. Allerdings kühlt er etwas, da er Wasser enthält, doch kann das durch vorherige Erwärmung fast vollständig verhütet werden, und er zersetzt sich leicht; auch das kann indessen durch entsprechende Zusätze verhindert werden. Seine Vorzüge überwiegen diese kleinen Nachteile weit, infolgedessen benutze ich seit vielen Jahren so gut wie ausschließlich Schleim zur Massage, und zwar in Form der Carrageengallerte. Zur Herstellung derselben werden 50 g Carrageen bester Sorte mit $1^1/_2$ Liter Wasser gekocht, durch ein nicht zu feines Sieb gelassen und kühl gestellt; zur Konservierung werden 10 Tropfen Formalin zugesetzt. Fertige für die Massage brauchbare Carrageenpräparate sind das Linimentum Carrageeni glyzerinatum der St. Aegidien-Apotheke in Braunschweig und das Kaloderma.

Verwendbar ist auch Öl, und zwar ist am ausgiebigsten das Paraffinum liquidum. Es hat aber den großen Nachteil, daß es stark schmutzt und nur sehr schwer — es erfordert mehrmalige Seifenwaschung — von der Haut entfernt werden kann. Ein großer Vorteil des Öls indessen ist, daß es nicht kühlt, es wird deshalb von kälteempfindlichen Personen trotz seiner Nachteile manchmal vorgezogen.

Brauchbar zur Massage ist auch Seifenschaum. Er hat den Vorteil, daß Seife auch im Privathause jederzeit zur Hand ist, und daß seine Verwendung nicht als Beschmutzung empfunden wird. Er kühlt indessen auch bei Gebrauch warmen Wassers stark und ist deshalb bei kälteempfindlichen Personen überhaupt nicht verwendbar, außerdem reizt er leicht die Haut sowohl des Massierten wie des Masseurs, was nur durch Verwendung über-

[1]) Jacobsohn, Die bimanuelle Untersuchung der Vorsteherdrüse und der Samenblasen und ihre Bedeutung für die Behandlung der Gonorrhöe. M. m. W. 1916. S. 1371

fetteter Seifen bester Qualität zu vermeiden ist. Er kann deshalb nur ausnahmsweise als Massiermittel verwandt werden.

Dagegen eignet sich nicht die viel gebrauchte und empfohlene Vaseline, weil sie nicht schlüpfrig genug ist.

Für die Massage der Beckenhöhle habe ich als Regelfall den Zugang per anum angenommen. Dieser empfiehlt sich schon durch seine allgemeine Verwendbarkeit: man kann nicht nur bei der Frau, sondern auch beim Manne und Kinde, sogar schon beim neugeborenen, mit Leichtigkeit mit dem Finger in den Anus eingehen. Der Schmerz, den dieser Eingriff leicht verursacht, beruht gewöhnlich darauf, daß nur der eingehende Finger schlüpfrig gemacht wird. Der Finger schiebt dann beim Eingehen in den Anus, da dieser durch die Sphinkteren geschlossen gehalten wird, die trockene Haut und die den After umgebenden Haare so lange vor sich her, bis der Sphinkterenverschluß nachgibt. Bei der großen Empfindlichkeit dieser Gegend verursacht schon die leichte, hiermit verbundene Zerrung Schmerz; der Schmerz bewirkt seinerseits wieder eine reflektorische Kontraktion der Sphinkteren; diese Kontraktion kann dann nur überwunden und damit das weitere Vordringen des Fingers erzwungen werden durch Anwendung einer gewissen Gewalt, und so wird dieser Eingriff zu einer Qual für den Patienten. Diese ganzen Schwierigkeiten sind in einfachster Weise zu beseitigen dadurch, daß der Untersucher nicht nur seinen Finger, sondern die ganze Umgebung des Anus des Patienten einschmiert. Der Finger gleitet dann bei einiger Vorsicht leicht durch den Anus; nur ein ausgesprochener Spasmus der Sphinkteren, wie er besonders bei Hämorrhoiden und Hämorrhoidalbeschwerden vorkommt, bildet ein Hindernis. In diesem Falle aber empfiehlt es sich überhaupt nicht, den Zugang zu erzwingen, sondern dieser Spasmus muß durch systematische wiederholte Anwendung der einleitenden Eingriffe (M 1 und 2, W 1 und 2) allmählich beseitigt werden.

Auch bei der Frau empfiehlt es sich, die Beckenhöhle vom After aus zu massieren. Einmal ist man dann von dem Vorhandensein eines Hymens unabhängig. Ferner ist eine sexuelle Reizung bei diesem Zugang ausgeschlossen. Infolgedessen kann von der Thure Brandtschen Regel, daß der in vagina befindliche Finger völlig stillgehalten und nur die auf den Bauchdecken befindliche Hand die Massagehandgriffe vornehmen soll, Abstand genommen werden. Dies hat aber große Vorteile. Von den Bauchdecken aus ist nämlich nur das Beckendach mit den in ihm befestigten Organen für die massierende Hand erreichbar, und auch nur soweit, wie die Spannung der Bauchdecken dies zuläßt. Der vom After aus vorgehende Finger aber kann nicht nur das Beckendach, besonders die Mm. rectouterini und die Rückwand des Uterus, viel leichter und unabhängig von der Bauchdeckenspannung, sondern auch den ganzen Beckenboden, der besonders häufig der Sitz nervöser Beschwerden ist, ohne Schwierigkeit erreichen. Durch den Zugang vom After aus wird also das Anwendungsgebiet der gynäkologischen Massage ganz erheblich erweitert. Aber noch ein anderer Nachteil des bisherigen Verfahrens wird vermieden. Die Autoren warnen vielfach vor zu langer Fortsetzung der gynäkologischen Massage, weil diese nervös mache und die Gedankenwelt der Patientinnen zu sehr auf die Geschlechtsgegend hinlenke. Das hängt ausschließlich mit dem Zugang per vaginam zusammen. Es ist eben tatsächlich unmöglich, bei der Massage den im Beckenausgang liegenden Finger völlig ruhig zu halten; unwillkürlich macht derselbe der Arbeit der anderen Hand folgend kleine Bewegungen, die genügen, um die empfindliche Vulva zu reizen, und so sind die oben angeführten Nachteile ebenso leicht erklärlich wie unvermeidbar. Bei der Massage vom After aus habe ich, obgleich ich diese in einzelnen Fällen sehr lange habe fortsetzen müssen, nie das Entstehen einer Nervosität beobachtet, im Gegenteil, die nervösen Beschwerden, wegen deren ich die Massage auch der Beckenhöhle in einer sehr großen Zahl von Fällen vornahm, verringerten sich und schwanden. Die Warnung Baischs[1]) vor der gynäkologischen Massage bei Nervosität jeder Art, ist also vollständig gegenstandslos, vorausgesetzt, daß man dieselbe per anum ausführt. Auch die Hinlenkung der Aufmerksamkeit auf die Geschlechtssphäre ist ausgeschlossen; denn wie ich das immer wieder festgsetellt habe, empfindet die Patientin bei der Massage vom After aus überhaupt nicht, daß ihre Genitalien der Gegenstand der Behandlung sind, wenn es ihr nicht direkt gesagt wird; nur bei der Massage des Dammes und der Symphyse kann diese Empfindung entstehen, aber auch hier werden sexuelle Empfindungen durch sie nicht hervorgerufen.

Trotzdem will ich nicht leugnen, daß für einzelne Eingriffe der Zugang per vaginam bequemer ist; wo das der Fall ist, habe ich das in einer Bemerkung bei den einzelnen Griffen ausdrücklich angegeben.

Die Massage der Beckenhöhle ist, wie das auch bei der gynäkologischen Palpation gewöhnlich geschieht, möglichst während eines einzigen Eingehens, bei dem der Arzt hinter dem Patienten steht, vollständig zu erledigen, also alle in der nachfolgenden Technik aufgeführten Griffe in unmittelbarem Anschlusse aneinander. Das ist beim Weibe leicht. Beim Manne ist die Massage

[1]) Penzoldt und Stintzing, Band VII, S. 360.

der Prostata und der übrigen im vorderen Teile der Beckenhöhle gelegenen Gebilde von rückwärts schwierig. Auch ist beim Manne auf das Schamgefühl keine Rücksicht zu nehmen. Ich habe deshalb für die Massage der Beckenhöhle beim Manne ein zweimaliges Eingehen, zuerst aus der Stellung hinter dem Patienten, sodann aus der Stellung vor dem Patienten, vorgesehen.

Die Dauer der Beckenhöhlenmassage beschränkt sich infolge der nicht zu vermeidenden Schmerzhaftigkeit, ich möchte sagen von selbst, auf wenige Augenblicke bis Minuten. Es ist kaum möglich, nach meiner Technik die Beckenhöhlenmassage 10 bis 20 Minuten lang fortzusetzen, wie man das wohl angegeben findet. Eine so lange Ausdehnung der Massage beruht aber auch auf einer falschen Auffassung des Zwecks der Massage. Man kann die sogenannten „Krankheitsprodukte“ nicht „zerdrücken“ und ihre „Schlacken“ durch den Venen- und Lymphstrom „wegschwemmen“ lassen. Jede Massagedrückung oder -streichung ist vielmehr ein spezifischer Reiz für das getroffene hypertonische Gewebe, der dessen Reizzustand entsprechend dosiert werden muß, um die die Rückbildung zur Norm einleitende spezifische Reaktion auszulösen. Hierzu genügen drei bis sechs bis höchstens zehn entsprechend dosierte und lokalisierte Drückungen oder Streichungen an je einem hypertonischen Muskel. Mehr würde nicht nur die Widerstandskraft des Patienten meistens übersteigen, sondern auch eher schaden als nützen.

1.

Männliche Beckenhöhle

D—Th

M 1.

Steißbeinportionen der Mm. glutaei maximi

(Einleitung zur Massage der Beckenhöhle)

(extra anum).

(Arzt **hinter** dem Patienten.)

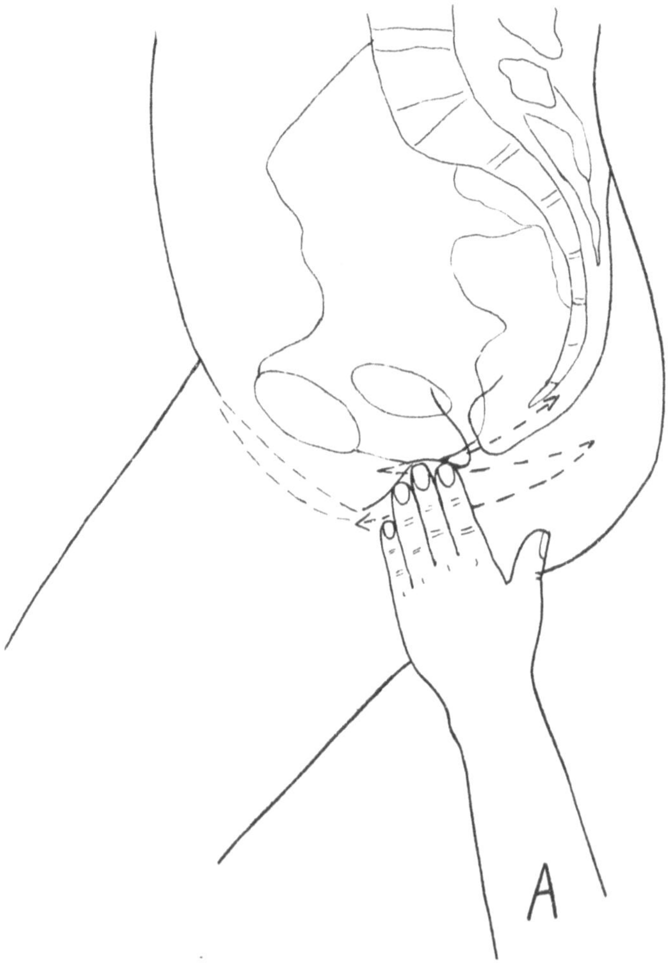

Fig. 7.

M 1. D—Th

Steißbeinportionen der Mm. glutaei maximi
(Einleitung zur Massage der Beckenhöhle)
(extra anum).

Patient (in Seitenlage zur Bauchlage geneigt): Hüften und Knie sind gebeugt, Blase und Mastdarm entleert, das Fußende des Massagetisches ist hochgestellt.

Arzt steht hinter dem Patienten kopfwärts gewandt:
A: fußwärtige Hand legt die Fingerspitzen in der Analfalte gegen das Tuber ischii und streicht zwischen Ramus inferior ossis ischii und Steißbein, lateralwärts gegen den Knochen drückend, hin und her, zuerst auf der oben liegenden, dann auf der unten liegenden Seite.

Getroffene Gebilde:

Mm. glutaei maximi,
Bb. ischiadicae mm. glutt. max.,
Mm. semitendinosi,
Mm. adductores magni,
Mm. adductores minimi,
Mm. adductores breves,
Mm. graciles,
Mm. obturatores externi,
Mm. bicipites femoris,
Bb. mm. bicipitum femoris,
Mm. semimembranosi,
Mm. quadrati femoris,
Lig. sacrotuberosum,
Mm. gemelli inferiores,
Corpus adiposum ischiorectale,
M. sphincter ani externus,
M. sphincter ani internus,
Mm. transversi perinaei superficiales,
Corpora cavernosa penis (clitoridis),
Mm. ischiocavernosi,
M. bulbocavernosus,
Mm. levatores ani,
Trigonum urogenitale
(M. transversus perinaei profundus).

Bemerkung. Der Eingriff ist gleich dem Eingriff W 1 beim Weibe.

D—Th

M 2.

Mm. sphincteres ani (per anum).

(Arzt **hinter** dem Patienten.)

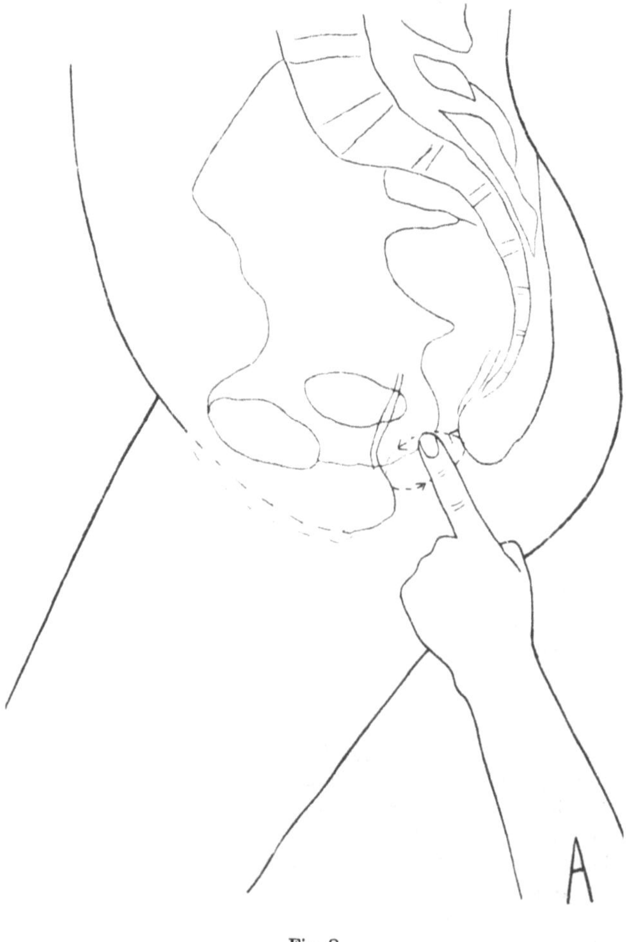

Fig. 8.

M 2. D–Th

Mm. sphincteres ani (per anum).

Patient (in Seitenlage zur Bauchlage geneigt): Hüften und Knie sind gebeugt, Blase und Mastdarm entleert, das Fußende des Massagetisches ist hochgestellt.

Arzt steht hinter dem Patienten kopfwärts gewandt:

A: fußwärtige Hand geht mit der Spitze des Zeigefingers in den After ein, umkreist den Analring, diesen allmählich möglichst dehnend, und dringt, der zunehmenden Entspannung des Analringes entsprechend, langsam mit dem ganzen Zeigefinger durch den Anus.

Getroffene Gebilde:

Pars analis recti
(Annulus haemorrhoidalis,
Columnae rectales),
M. sphincter ani externus,
M. sphincter ani internus,
Mm. levatores ani,
Mm. transversi perinaei superficiales,
Trigonum urogenitale (M. transversus perinaei profundus),
Corpus adiposum ischiorectale,
Corpora cavernosa penis,
Mm. ischiocavernosi,
Corpus cavernosum urethrae,
M. bulbocavernosus,
Mm. glutaei maximi.

Bemerkungen. Vor dem Eingriff muß die äußere Umgebung des Afters ausgiebig eingeschmiert sein, was durch Griff M 1 mitbewirkt wird.

Zwischen den Eingriffen M 2 bis 13 bleibt für gewöhnlich der arbeitende Finger im After.

Der Eingriff ist gleich dem Eingriff W 2 beim Weibe.

D—Th

M 3.

Corpus adiposum ischiorectale (per anum).

(Arzt **hinter** dem Patienten.)

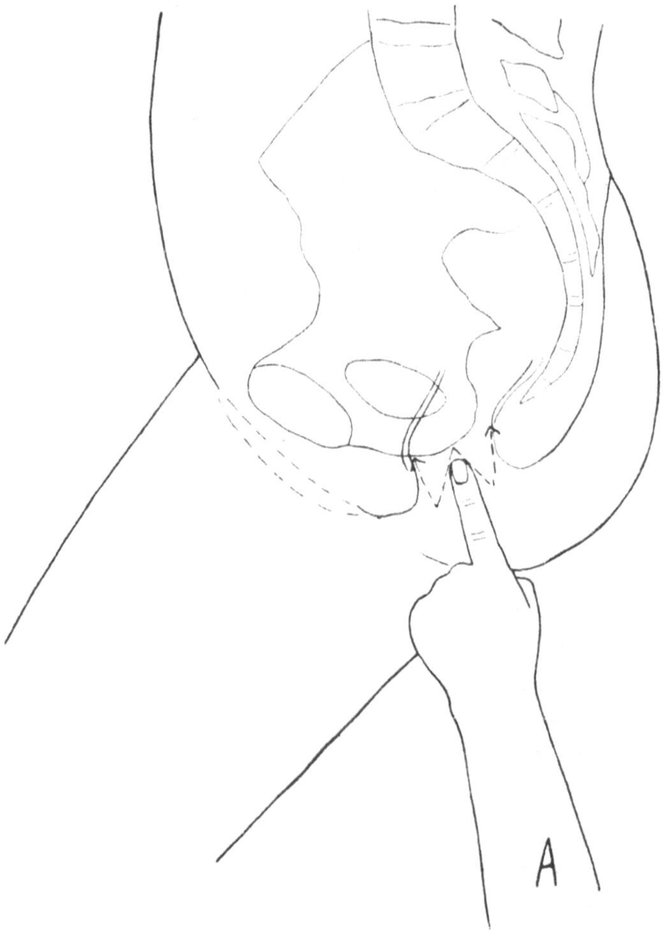

Fig. 9.

M 3. D—Th

Corpus adiposum ischiorectale (per anum).

Patient (in Seitenlage zur Bauchlage geneigt): Hüften und Knie sind gebeugt, Blase und Mastdarm entleert, das Fußende des Massagetisches ist hochgestellt.

Arzt steht hinter dem Patienten kopfwärts gewandt:
A: fußwärtige Hand umstreicht mit der Spitze des Zeigefingers, der sich nach Ausführung des Eingriffes M 2 im After befindet, den Analring, in Zickzackzügen von außen nach innen hin und her fahrend.

Getroffene Gebilde:

Pars analis recti
(Annulus haemorrhoidalis,
Columnae rectales),
M. sphincter ani externus,
M. sphincter ani interus,
Mm. levatores ani,
Mm. transversi perinaei superficiales,
Trigonum urogenitale
(M. transversus perinaei profundus),
Corpus adiposum ischiorectale,
Corpora cavernosa penis (clitoridis),
Mm. ischiocavernosi,
Corpus cavernosum urethrae,
M. bulbocavernosus,
Mm. glutaei maximi.

Bemerkungen. Vor dem Eingriff muß die äußere Umgebung des Afters ausgiebig eingeschmiert sein, was durch Griff M 1 mitbewirkt wird.

Zwischen den Eingriffen M 2 bis 13 bleibt für gewöhnlich der arbeitende Finger im After.

Der Eingriff ist gleich dem Eingriff W 3 beim Weibe.

D—Th

M 4.
Annulus haemorrhoidalis (per anum).

(Arzt **hinter** dem Patienten.)

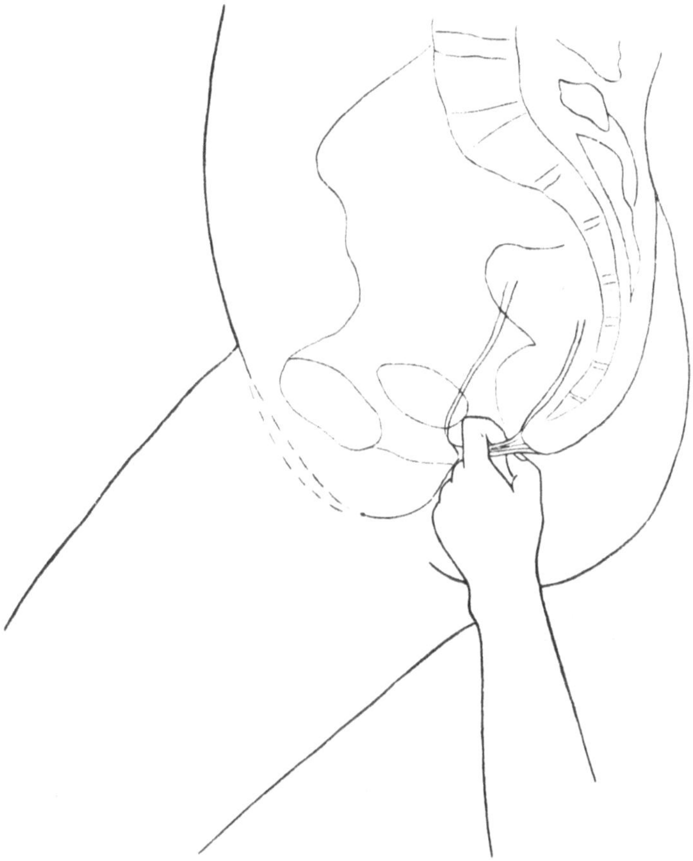

Fig. 10.

M 4. D–Th

Annulus haemorrhoidalis (per anum).

Patient (in Seitenlage zur Bauchlage geneigt): Hüften und Knie sind gebeugt, Blase und Mastdarm entleert, das Fußende des Massagetisches ist hochgestellt.

Arzt steht hinter dem Patienten kopfwärts gewandt:

A: fußwärtige Hand, deren Zeigefinger sich nach Ausführung der Eingriffe M 2 und 3 im After befindet, faßt den Analring an einer Stelle nach der anderen zwischen Daumen und Zeigefinger und läßt die Faserung desselben zwischen diesen beiden Fingern vorsichtig bis zum Rande durchgleiten.

Getroffene Gebilde:

Pars analis recti
(Annulus haemorrhoidalis,
Columnae rectales),
M. sphincter ani externus,
M. sphincter ani internus,
Mm. levatores ani.

Bemerkungen. Vor dem Eingriff muß die äußere Umgebung des Afters ausgiebig eingeschmiert sein, was durch Griff M 1 mitbewirkt wird.

Zwischen den Eingriffen M 2 bis 13 bleibt für gewöhnlich der arbeitende Finger im After.

Der Eingriff ist gleich dem Eingriff W 4 beim Weibe.

D–Th

M 5.
M. rectococcygeus und Lig. anococcygeum (per anum).

(Arzt **hinter** dem Patienten.)

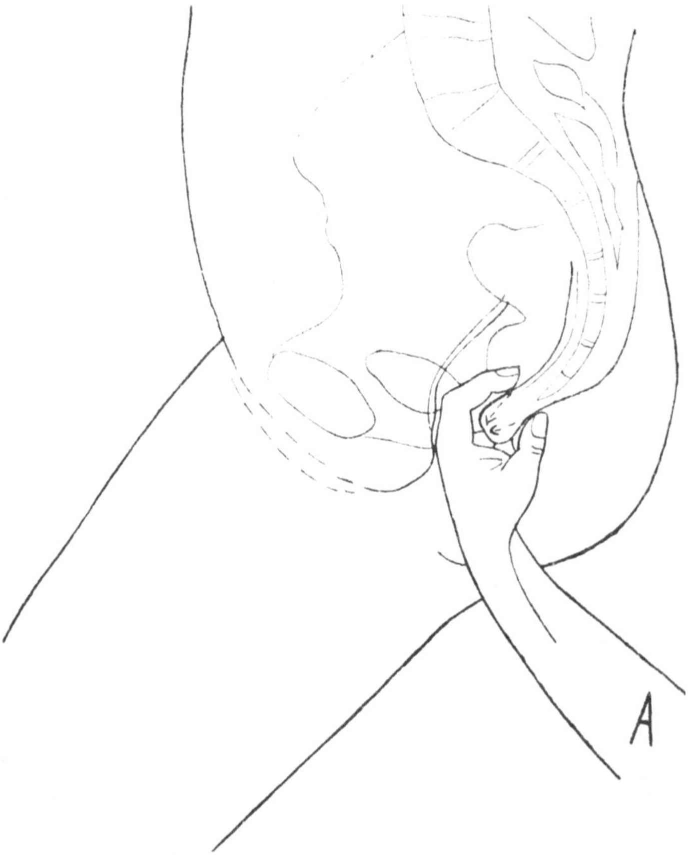

Fig. 11.

M 5.

D—Th

M. rectococcygeus und Lig. anococcygeum (per anum).

Patient (in Seitenlage zur Bauchlage geneigt): Hüften und Knie sind gebeugt, das Becken hochgelagert, Blase und Mastdarm entleert, das Fußende des Massagetisches ist hochgestellt.

Arzt steht hinter dem Patienten kopfwärts gewandt:

A: fußwärtige Hand befindet sich nach Ausführung der Eingriffe M 2 bis 4 mit dem Zeigefinger im After; der Zeigefinger übersteigt mit dem End- und Mittelglied den Ring des M. sphincter ani internus nach rückwärts in der Medianlinie; Daumen und Zeigefinger fassen nunmehr den Afterring zwischen sich und kneten ihn, unter Querstrichen abwärts gleitend.

Getroffene Gebilde:

Pars analis recti,
(Columnae rectales,
Annulus haemorrhoidalis),
M. sphincter ani externus,
M. sphincter ani internus,
Lig. sacrococcygeum anterius,
Mm. coccygei,
Ligg. sacrospinosa,
M. rectococcygeus,
Mm. levatores ani
(Mm. iliococcygei,
Mm. pubococcygei),
Lig. anococcygeum,
Corpus adiposum ischiorectale,
Mm. glutaei maximi.

Bemerkungen. Vor dem Eingriff muß die äußere Umgebung des Afters ausgiebig eingeschmiert sein, was durch Griff M 1 mitbewirkt wird.

Zwischen den Eingriffen M 2 bis 13 bleibt für gewöhnlich der arbeitende Finger im After.

Der Eingriff ist gleich dem Eingriff W 5 beim Weibe.

D—Th

M 6.

Steißbeininsertionen der Mm. levatores ani (per anum).

(Arzt **hinter** dem Patienten.)

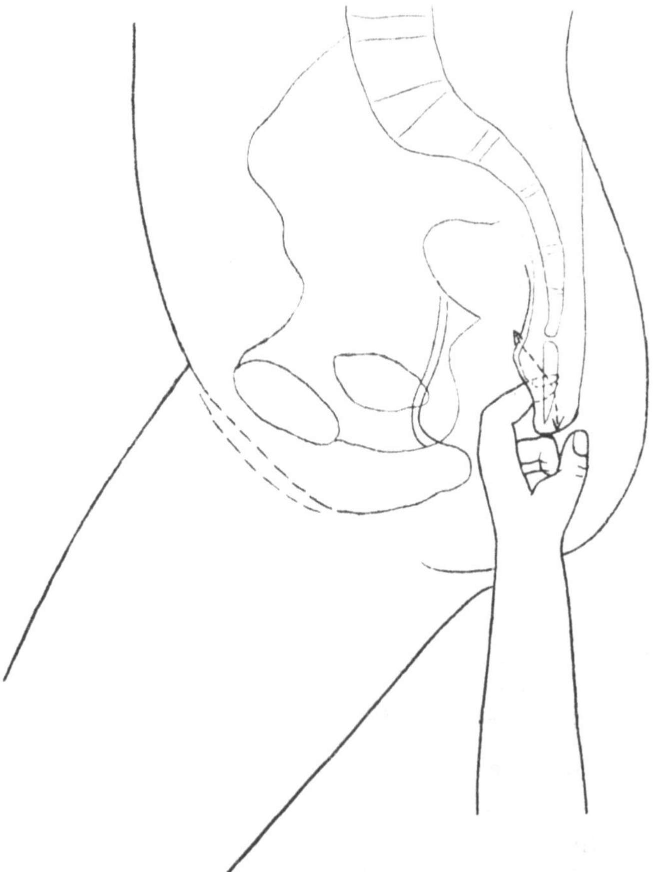

Fig. 12.

D—Th

M 6.
Steißbeininsertionen der Mm. levatores ani (per anum).

Patient (in Seitenlage zur Bauchlage geneigt): Hüften und Knie sind gebeugt, Blase und Mastdarm entleert, das Fußende des Massagetisches ist hochgestellt.

Arzt steht hinter dem Patienten kopfwärts gewandt:

A: fußwärtige Hand befindet sich nach Ausführung der Eingriffe M 2 bis 5 mit dem Zeigefinger im After; die Spitze des Zeigefingers geht nach rückwärts über den M. sphincter ani internus hinüber neben das Steißbein und streicht langsam neben diesem nach abwärts, möglichst nach außen drückend, zuerst auf der unten liegenden, dann auf der oben liegenden Seite.

Getroffene Gebilde:

Pars analis recti
(Columnae rectales,
Annulus haemorrhoidalis),
M. sphincter ani externus,
M. sphincter ani internus,
Mm. coccygei,
Ligg. sacrospinosa,
Ligg. sacrotuberosa,
Mm. levatores ani
(Mm. iliococcygei,
Mm. pubococcygei),
Corpus adiposum ischiorectale,
Mm. glutaei maximi.

Bemerkungen. Vor dem Eingriff muß die äußere Umgebung des Afters ausgiebig eingeschmiert sein, was durch Griff M 1 mitbewirkt wird.

Zwischen den Eingriffen M 2 bis 13 bleibt für gewöhnlich der arbeitende Finger im After.

Der Eingriff ist nur ausführbar nach völliger Erschlaffung der Analmuskulatur.

Der Eingriff ist gleich dem Eingriff W 6 beim Weibe.

Th

M 7.
Steißbeininsertionen der Mm. glutaei maximi (per anum).

(Arzt **hinter** dem Patienten.)

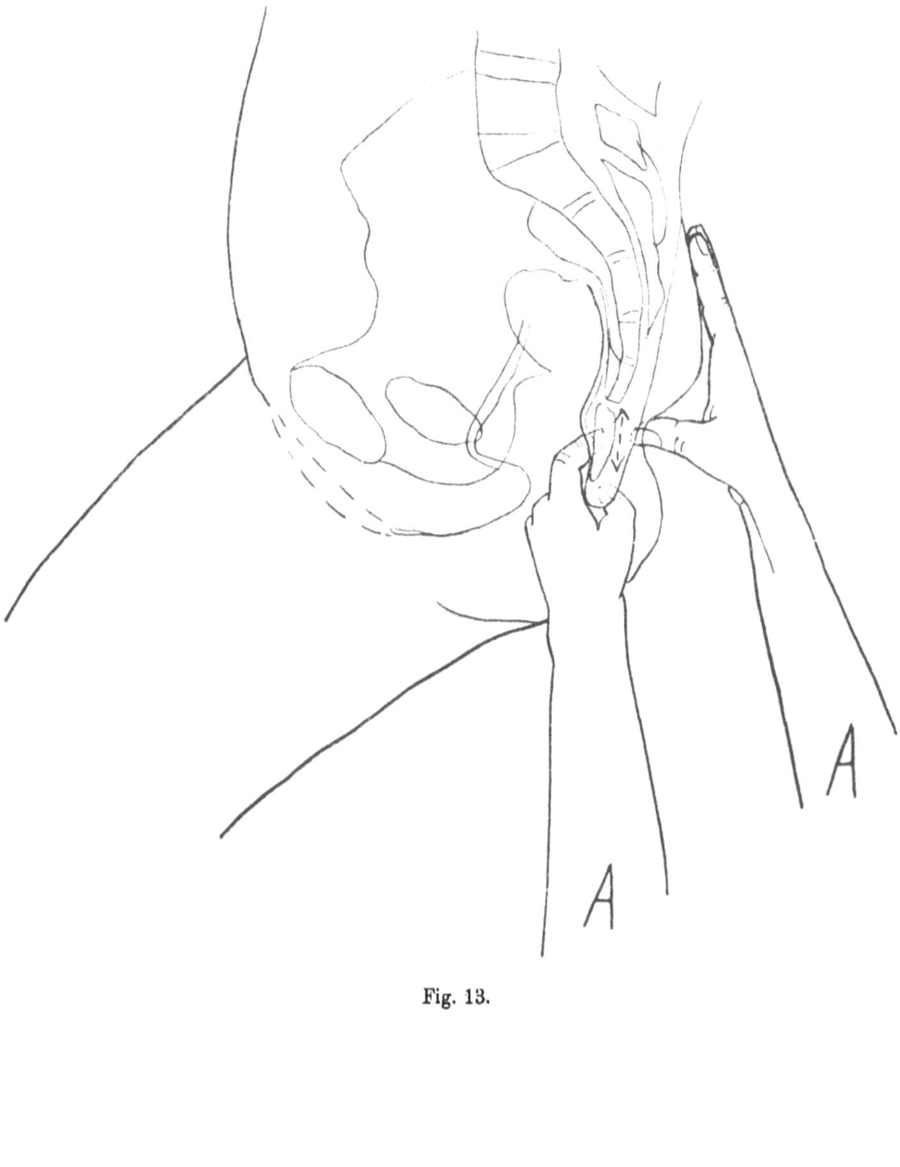

Fig. 13.

M 7. Th

Steißbeininsertionen der Mm. glutaei maximi (per anum).

Patient (in Seitenlage zur Bauchlage geneigt): Hüften und Knie sind wenig gebeugt, Blase und Mastdarm entleert, das Fußende des Massagetisches ist hochgestellt.

Arzt steht hinter dem Patienten kopfwärts gewandt:

A: fußwärtige Hand befindet sich nach Ausführung der Eingriffe M 2 bis 6 mit dem Zeigefinger im After; die Spitze des Zeigefingers drückt neben dem Steißbein nach außen;

A: kopfwärtige Hand stützt sich mit den Fingerspitzen an der Gesäßbacke auf und drückt mit der Spitze des Daumens dem Zeigefinger der anderen Hand entgegen; beide Hände kneten die Muskulatur zwischen den einander entgegenwirkenden Fingerspitzen, zuerst auf der oben liegenden, dann auf der unten liegenden Seite.

Getroffene Gebilde:

Pars analis recti
(Annulus haemorrhoidalis,
Columnae rectales),
M. sphincter ani externus,
M. sphincter ani internus,
Mm. levatores ani,
Corpus adiposum ischiorectale,
Mm. glutaei maximi.

Bemerkungen. Vor dem Eingriff muß die äußere Umgebung des Afters ausgiebig eingeschmiert sein, was durch Griff M 1 mitbewirkt wird.

Zwischen den Eingriffen M 2 bis 13 bleibt für gewöhnlich der arbeitende Finger im After.

Der Eingriff ist nur ausführbar nach völliger Erschlaffung der Analmuskulatur.

Der Eingriff ist gleich dem Eingriff W 7 beim Weibe.

D—Th

M 8.

Muskelinsertionen auf der Vorderfläche des Kreuzbeins (per anum).

(Arzt **hinter** dem Patienten.)

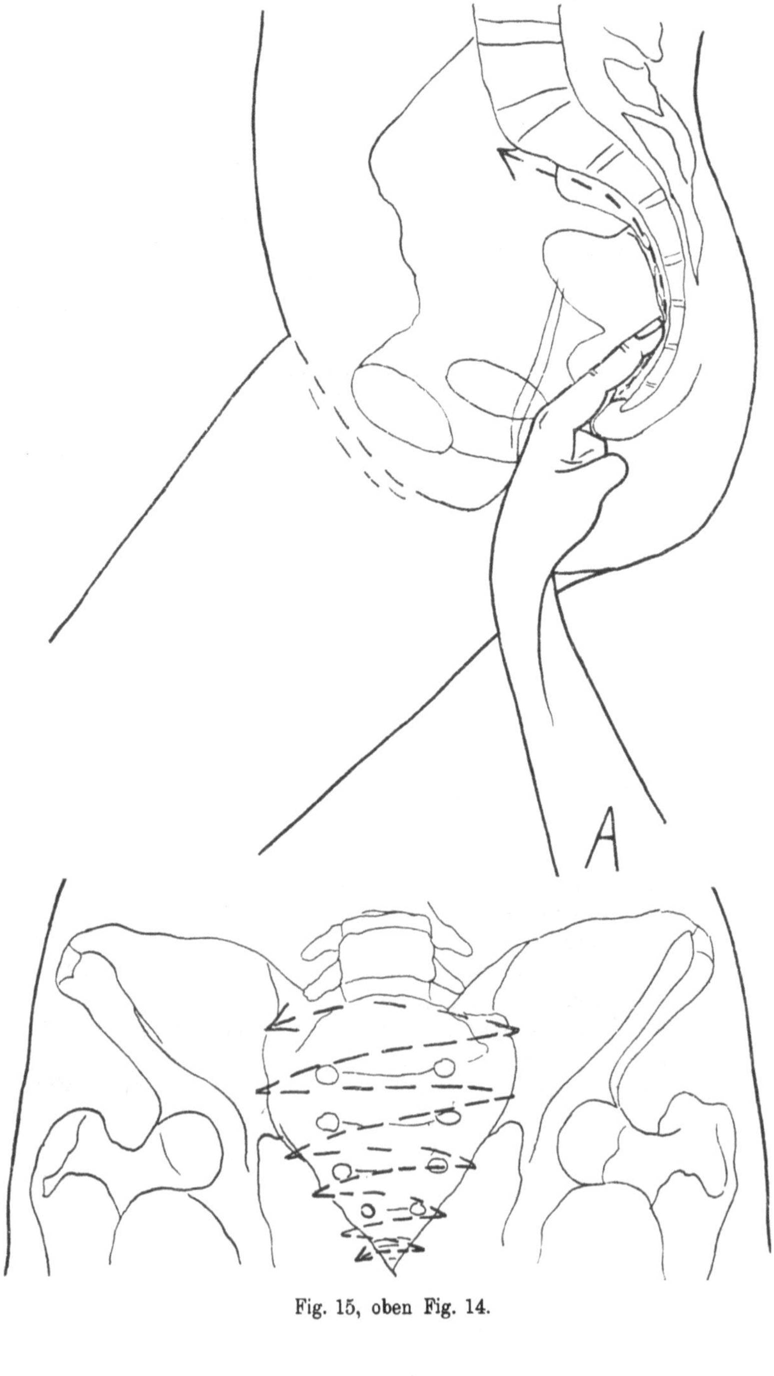

Fig. 15, oben Fig. 14.

M 8. D—Th

Muskelinsertionen auf der Vorderfläche des Kreuzbeins (per anum).

Patient (in Seitenlage zur Bauchlage geneigt): Hüften und Knie sind gebeugt, Blase und Mastdarm entleert, das Fußende des Massagetisches ist hochgestellt.

Arzt steht hinter dem Patienten kopfwärts gewandt:

A: fußwärtige Hand befindet sich nach Ausführung der Eingriffe M 2 bis 5 und 7 mit dem Zeigefinger im After; die Spitze des Zeigefingers steigt, am Steißbein beginnend, in querer Richtung möglichst weit nach beiden Seiten über die Facies pelvina des Kreuzbeins streichend, allmählich aufwärts zum Promontorium.

Getroffene Gebilde:

M. rectococcygeus,
Mm. iliococcygei } Mm. levatorum ani,
Arcus tendinei }
Ligg. sacrococcygea anteriora,
Mm. coccygei,
Ligg. sacrospinosa,
Mm. piriformes,
Mm. obturatores interni,
Ligg. sacrotuberosa.

Bemerkungen. Vor dem Eingriff muß die äußere Umgebung des Afters ausgiebig eingeschmiert sein, was durch Griff M 1 mitbewirkt wird.

Zwischen den Eingriffen M 2 bis 13 bleibt für gewöhnlich der arbeitende Finger im After.

Der Eingriff ist gleich dem Eingriff W 8 beim Weibe.

D–Th

M 9.
Promontorium und Iliosakralgelenke (per anum).

(Arzt **hinter** dem Patienten.)

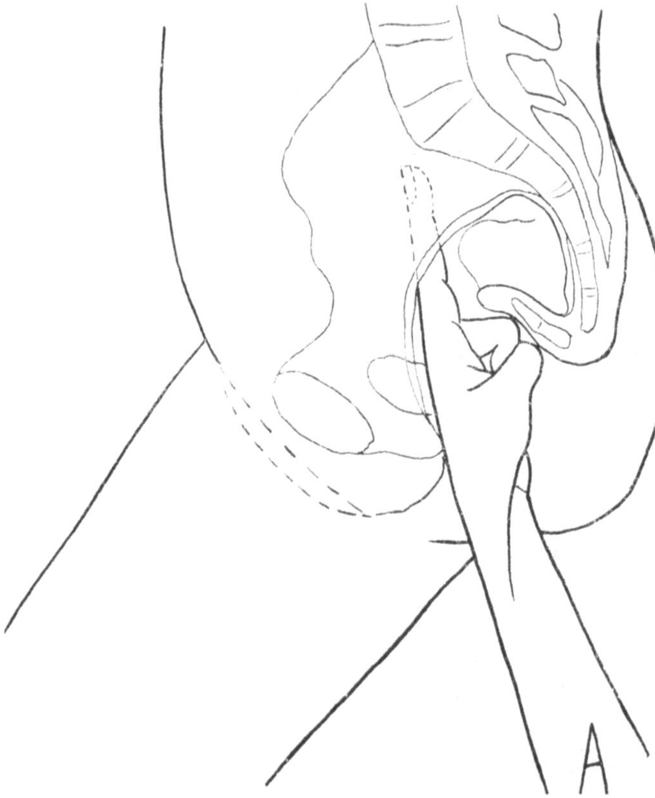

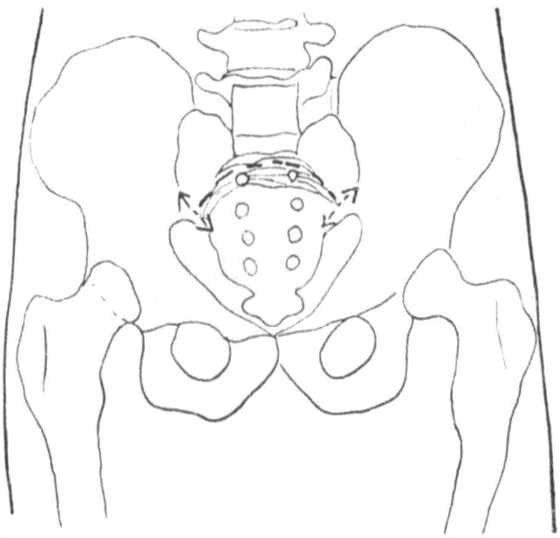

Fig. 17, oben Fig. 16.

M 9.

D—Th

Promontorium und Iliosakralgelenke (per anum).

Patient (in Seitenlage stark zur Bauchlage geneigt): Hüften und Knie sind gebeugt, Blase und Mastdarm entleert, das Fußende des Massagetisches ist hochgestellt.

Arzt steht hinter dem Patienten kopfwärts gewandt:

A: fußwärtige Hand geht mit dem Zeigefinger, der sich nach Ausführung der Eingriffe M 2 bis 8 im After befindet, am Kreuzbein empor zum Promontorium und streicht quer über dieses und über die Iliosakralgelenke nach beiden Seiten hin und her, letztere auch von oben nach unten knetend.

Getroffene Gebilde:

Mm. rectococcygei,
Mm. sacrococcygei anteriores,
Lig. sacrococcygeum anterius,
Mm. piriformes,
Promontorium,
Artt. iliosacrales,
Ligg. sacroiliaca anteriora,
Mm. rectovesicales.

Bemerkungen. Vor dem Eingriff muß die äußere Umgebung des Afters ausgiebig eingeschmiert sein, was durch Griff M 1 mitbewirkt wird.

Zwischen den Eingriffen M 2 bis 13 bleibt für gewöhnlich der arbeitende Finger im After.

Promontorium und Iliosakralgelenke sind nur bei vollständiger Erschlaffung des Beckenbodens erreichbar.

Der Eingriff ist gleich dem Eingriff W 9 beim Weibe.

D—Th

M 10.
Mm. rectovesicales
(per anum).

(Arzt **hinter** dem Patienten.)

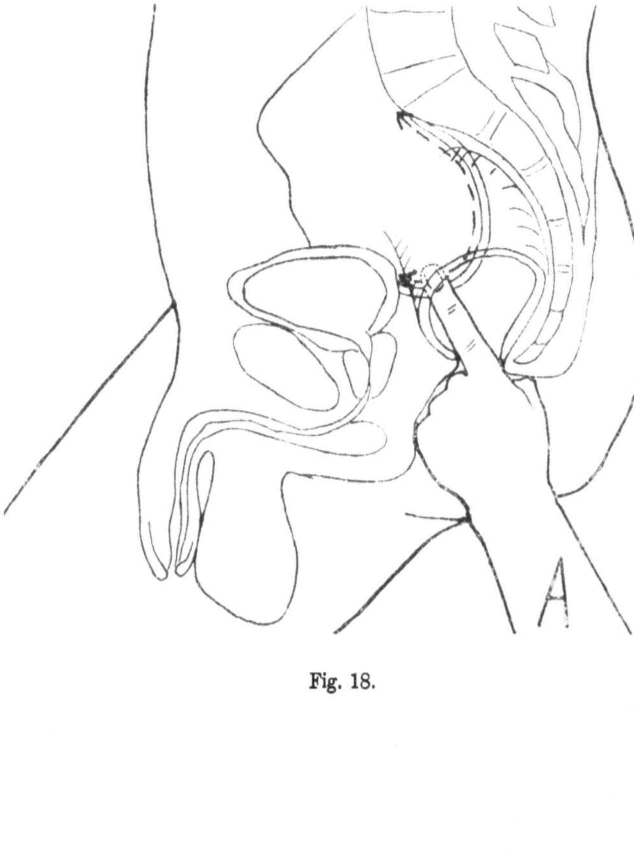

Fig. 18.

M 10. D—Th

M. rectovesicales
(per anum).

Patient (in Seitenlage zur Bauchlage geneigt): Hüften und Knie sind gebeugt, Blase und Mastdarm entleert, das Fußende des Massagetisches ist hochgestellt.

Arzt steht hinter dem Patienten kopfwärts gewandt:
A: fußwärtige Hand befindet sich nach Ausführung der Eingriffe M 2 bis 9 mit der Spitze des Zeigefingers am Promontorium und bestreicht von hier nach beiden Seiten die Plicae rectovesicales, einen vollständigen Kreis beschreibend, um die vordere Kommissur der Plicae, den Torus vesicalis, zu erreichen.

Getroffene Gebilde:
Lig. sacrococcygeum anterius,
Mm. sacrococcygei anteriores,
M. rectococcygei,
Promontorium,
Artt. iliosacrales,
Ligg. sacroiliaca anteriora,
Plicae rectovesicales,
Mm. rectovesicales,
Prostata.

Bemerkungen. Vor dem Eingriff muß die äußere Umgebung des Afters ausgiebig eingeschmiert sein, was durch Griff M 1 mitbewirkt wird.

Zwischen den Eingriffen M 2 bis 13 bleibt für gewöhnlich der arbeitende Finger im After.

Der Eingriff entspricht dem Eingriff W 10 beim Weibe.

D–Th

M 11.
Kommissur der Mm. rectovesicales (Torus vesicalis) (per anum).

(Arzt **hinter** dem Patienten.)

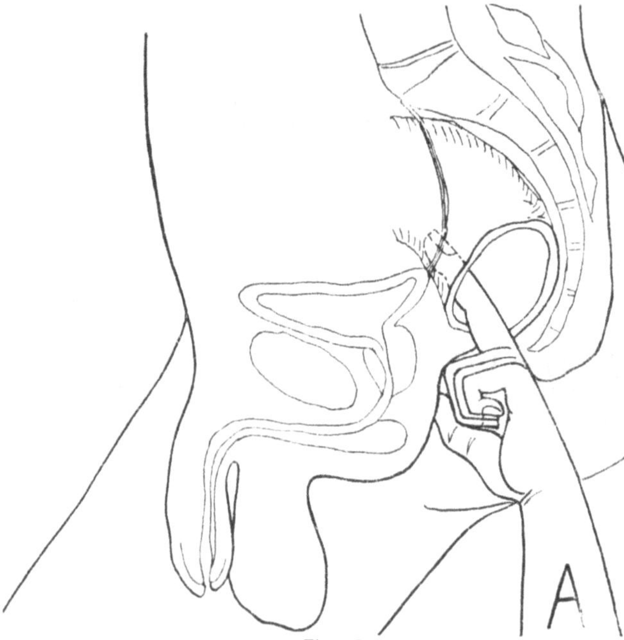

Fig. 19.

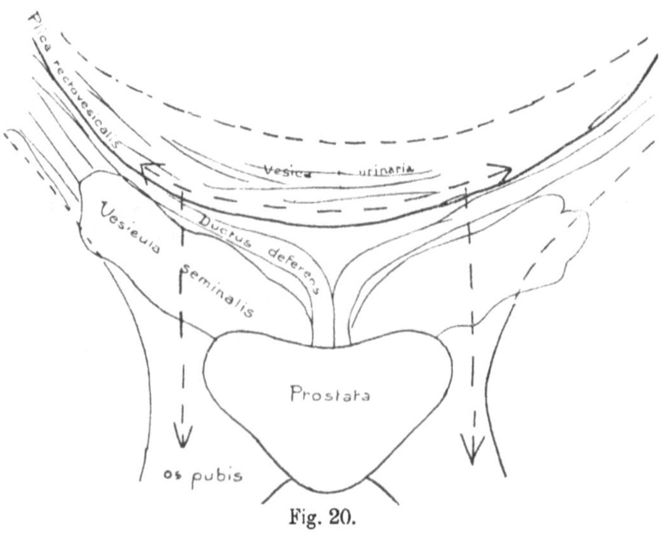

Fig. 20.

M 11. D—Th

Kommissur der Mm. rectovesicales (Torus vesicalis). (per anum).

Patient (in Seitenlage zur Bauchlage geneigt): Hüften und Knie sind gebeugt, Blase und Mastdarm entleert, das Fußende des Massagetisches ist hochgestellt.

Arzt steht hinter dem Patienten kopfwärts gewandt:

A: fußwärtige Hand befindet sich, die Hohlhand nach rückwärts, nach Ausführung der Eingriffe M 2 bis 10 mit der Spitze des Zeigefingers auf der kopfwärtigen Fläche der Plica rectovesicalis, dreht nun die Hohlhand nach vorwärts und bestreicht die kopfwärtige Seite der Kommissur der Plicae nach beiden Seiten, möglichst hoch hinauf und nach vorn, schließlich beiderseits neben der Prostata abwärts streichend.

Getroffene Gebilde:

Promontorium,
Art. sacroiliaca,
Lig. sacroiliacum anterius,
Plicae rectovesicales,
Mm. rectovesicales,
Torus vesicalis,
Vesiculae seminales,
Ductus deferentes,
Basis prostatae,
Mm. pubococcygei (mm. levatorum ani).

Bemerkungen. Vor dem Eingriff muß die äußere Umgebung des Afters ausgiebig eingeschmiert sein, was durch Griff M 1 mitbewirkt wird.

Zwischen den Eingriffen M 2 bis 13 bleibt für gewöhnlich der arbeitende Finger im After.

Der Eingriff ist nur bei ausgiebiger Erschlaffung des Beckenbodens und der Mm. rectovesicales ausführbar.

Der Eingriff entspricht dem Eingriff W 16 beim Weibe.

D—Th

M 12.

Basis prostatae

per anum).

(Arzt **hinter** dem Patienten.)

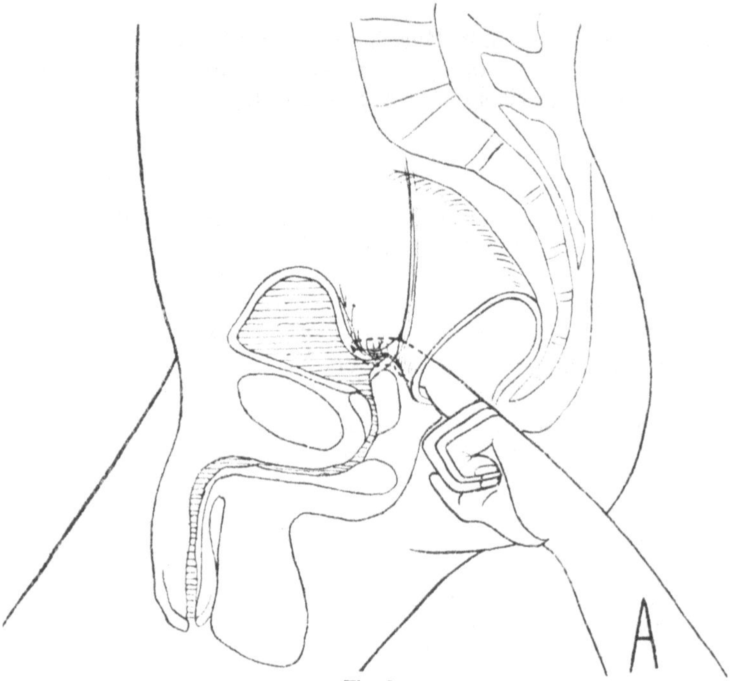

Fig. 21.

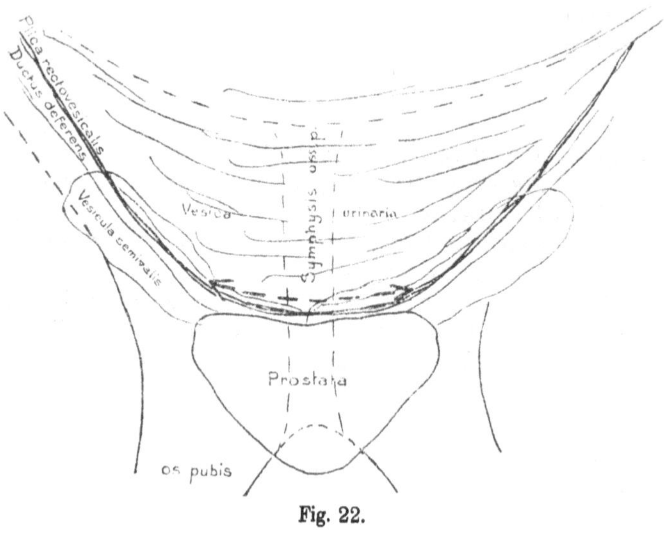

Fig. 22.

M 12. D—Th

Basis prostatae
(per anum).

Patient (in Seitenlage stark zur Bauchlage geneigt): Hüften und Knie sind gebeugt, Blase und Mastdarm entleert, das Fußende des Massagetisches ist hochgestellt.

Arzt steht hinter dem Patienten kopfwärts gewandt:

A: fußwärtige Hand befindet sich nach Ausführung der Eingriffe M 2 bis 11, die Hohlhand nach vorwärts, mit der Spitze des Zeigefingers auf der kopfwärtigen Fläche der Kommissur der Plicae rectovesicales, drückt diese möglichst abwärts und nach vorn und streicht mit der Zeigefingerkuppe möglichst weit nach vorn und nach beiden Seiten über die Basis prostatae hin.

Getroffene Gebilde:

Promontorium,
Art. sacroiliaca,
Plicae rectovesicales,
Mm. rectovesicales,
Vesiculae seminales,
Ductus deferentes,
Vesica urinaria,
Basis prostatae,
Symphysis ossium pubis.

Bemerkungen. Vor dem Eingriff muß die äußere Umgebung des Afters ausgiebig eingeschmiert sein, was durch Griff M 1 mitbewirkt wird.

Zwischen den Eingriffen M 2 bis 13 bleibt für gewöhnlich der arbeitende Finger im After.

Der Eingriff ist nur bei ausgiebiger Erschlaffung der Muskulatur des Beckenbodens und der Mm. rectovesicales ausführbar.

D—Th

M 13.

Prostata und Samenblasen (bimanuell).

(Arzt **hinter** dem Patienten.)

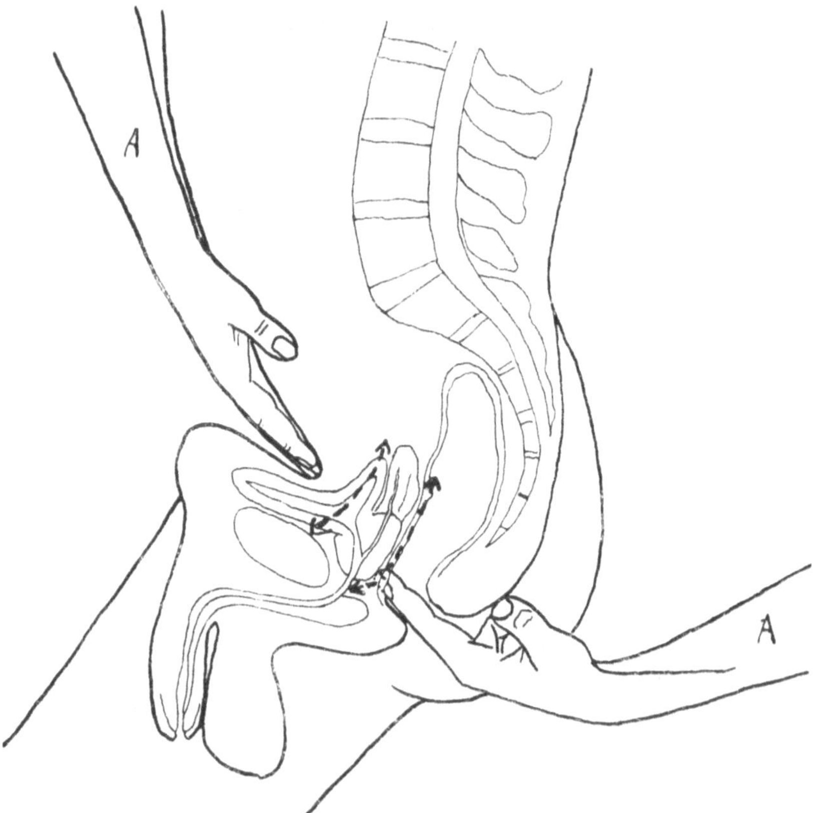

Fig. 23.

M 13. D–Th

Prostata und Samenblasen (bimanuell).

Patient (in Seitenlage s t a r k zur Bauchlage geneigt): Hüften und Knie sind gebeugt, Blase und Mastdarm entleert, das Fußende des Massagetisches ist hochgestellt.

Arzt steht h i n t e r dem Patienten fußwärts gewandt:

A: fußwärtige Hand befindet sich, die Hohlhand nach vorwärts, nach Ausführung der Eingriffe M 2 bis 12 mit der Kuppe des Zeigefingers auf der Basis prostatae, gleitet nun über die Rückseite der Prostata abwärts zur Spitze derselben, gleichzeitig die Hohlhand nach rückwärts drehend und drückt nun die Prostata der andern Hand entgegen;

A: kopfwärtige Hand, auf die vordere Bauchwand gelegt, drückt dicht oberhalb der Symphyse tief nach abwärts in das kleine Becken;

beide Hände streichen in Zickzackzügen von unten nach oben und umgekehrt über Prostata und Samenblasen.

Nach Beendigung dieses Eingriffes verläßt der Finger den After und der Arzt stellt sich auf die andere Seite des Tisches v o r den Patienten.

Getroffene Gebilde:

Prostata,
D u c t u s d e f e r e n t e s,
V e s i c u l a e s e m i n a l e s,
Vesica urinaria,
Mm. recti abdominis,
Mm. pyramidales,
Linea alba.

Bemerkungen. Vor dem Eingriff muß die ä u ß e r e Umgebung des Afters ausgiebig eingeschmiert sein, was durch Griff M 1 mitbewirkt wird.

Von M 2 ab bis zu diesem Eingriff bleibt für gewöhnlich der arbeitende Finger im After.

Der Eingriff ist nur ausführbar bei vollständiger Erschlaffung der Bauchdecken.

Der Eingriff entspricht den Eingriffen W 17 und 18 bei Weibe.

D–Th

M 14.

Mm. suspensorii prostatae und Schambeininsertionen der Mm. levatores ani (per anum).

(Arzt **vor** dem Patienten.)

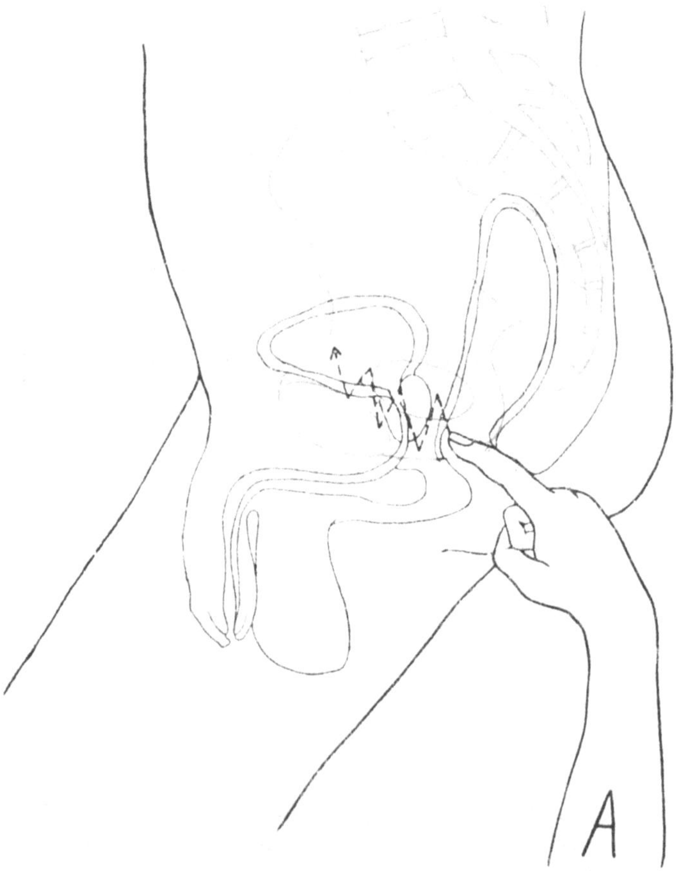

Fig. 24.

M 14. D—Th

Mm. suspensorii prostatae*) und Schambeininsertionen der Mm. levatores ani (per anum).

Patient (in Seitenlage zur Bauchlage geneigt): Hüften und Knie sind gebeugt, Blase und Mastdarm entleert, das Fußende des Massagetisches ist hochgestellt.

Arzt hat die Stellung gewechselt und steht vor dem Patienten kopfwärts gewandt:

A: fußwärtige Hand geht mit dem Zeigefinger durch den After neben die Prostata und streicht zuerst in Längsstrichen zwischen Prostata und Schambein auf und ab, dann in Zickzackzügen den dem Schambein aufliegenden Wulst des M. pubococcygeus (M. levatoris ani) abwärts — zuerst auf der unten liegenden, dann auf der oben liegenden Seite.

Getroffene Gebilde:

Mm. suspensorii prostatae,
Mm. pubococcygei } Mm. levatorum ani,
Mm. iliococcygei }
Mm. obturatores interni,
Trigonum urogenitale
(M. transversus perinei profundus),
Corpora cavernosa penis,
Mm. ischiocavernosi,
Mm. transversi perinei superficiales,
M. sphincter ani internus.

Bemerkungen. Vor dem Eingriff muß die äußere Umgebung des Afters ausgiebig eingeschmiert werden.

Der Finger bleibt bis zum Eingriff M 18 für gewöhnlich im After.

Der Eingriff entspricht dem Eingriff W 11 beim Weibe.

*) M. suspensorius prostatae nenne ich den glatten Muskel, der als häufig sehr schmerzhafter Wulst deutlich fühlbar, beiderseits von der oberen äußeren Ecke des Seitenlappens der Prostata zum M. levator ani zieht (Merkel, Handbuch der topographischen Anatomie. III. Braunschweig 1907. S. 218f.).

D—Th

M 15.

Prostata

(per anum).

(Arzt **vor** dem Patienten.)

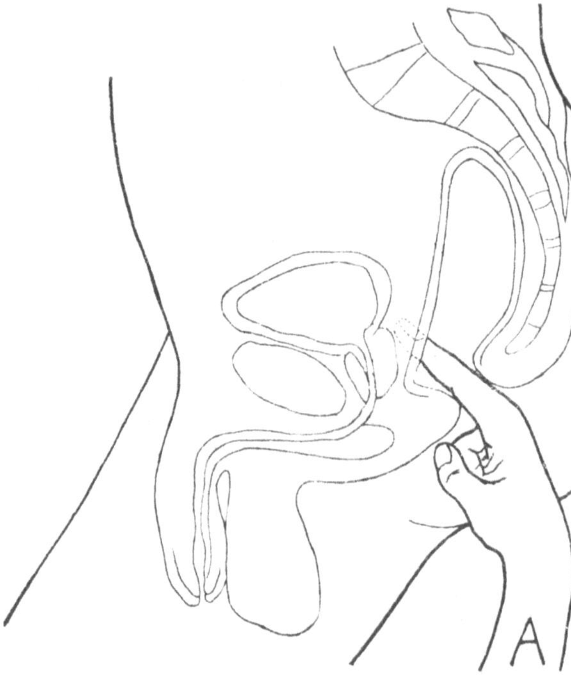

Fig. 25.

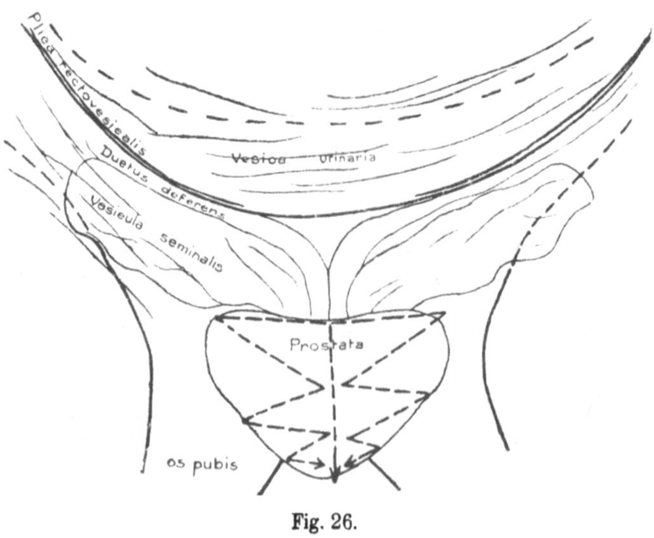

Fig. 26.

M 15. D–Th

Prostata
(per anum).

Patient (in Seitenlage zur Bauchlage geneigt): Hüften und Knie sind rechtwinkelig gebeugt, Blase und Mastdarm entleert, das Fußende des Massagetisches ist hochgestellt.

Arzt steht vor dem Patienten kopfwärts gewandt:
A: fußwärtige Hand befindet sich nach Ausführung des Eingriffes M 14 mit dem Zeigefinger im After, geht zur Prostata und bestreicht den Rand der Basis in querer Richtung, sodann die Rückseite, und zwar zuerst beide Seitenlappen, einen nach dem anderen in querer Richtung, zum Schluß die Mittellinie in der Längsrichtung von oben nach unten.

Getroffene Gebilde:
Vesiculae seminales,
Ductus deferentes,
Plicae rectovesicales,
Prostata (basis, lobi, apex).

Bemerkungen. Vor dem Eingriff muß die äußere Umgebung des Afters ausgiebig eingeschmiert sein, was durch Griff M 1 mitbewirkt wird.

Zwischen den Eingriffen M 14 bis 18 bleibt für gewöhnlich der arbeitende Finger im After.

D–Th

M 16.
Schambeininsertionen der Dammuskulatur (per anum).

(Arzt **vor** dem Patienten.)

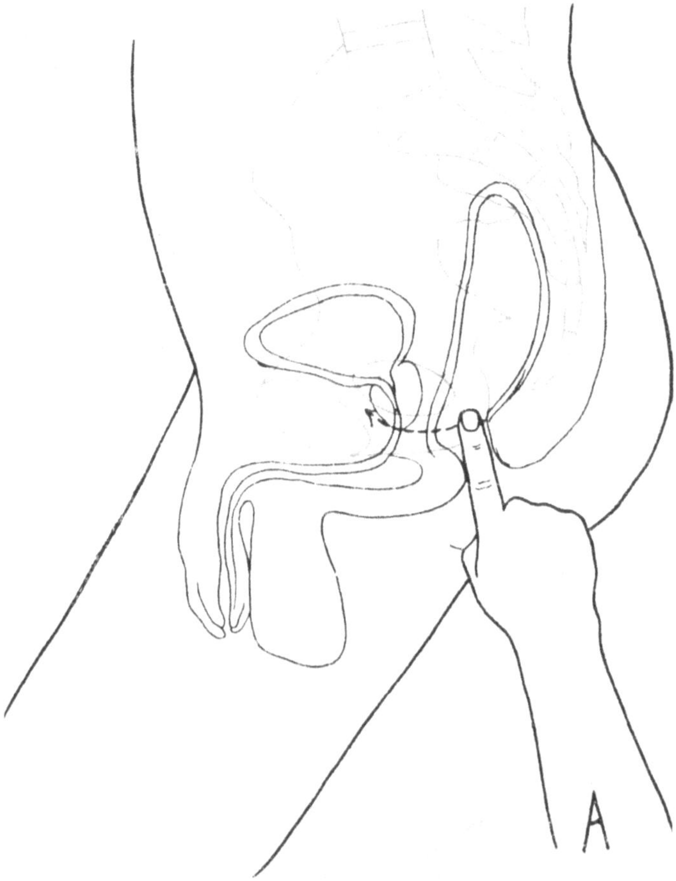

Fig. 27.

M 16. D—Th

Schambeininsertionen der Dammuskulatur (per anum).

Patient (in Seitenlage zur Bauchlage geneigt): Hüften und Knie sind rechtwinkelig gebeugt, Blase und Mastdarm entleert, das Fußende des Massagetisches ist hochgestellt.

Arzt steht vor dem Patienten kopfwärts gewandt:

A: fußwärtige Hand befindet sich nach Ausführung der Eingriffe M 14 und 15 mit dem Zeigefinger im After, drückt neben dem Apex prostatae auf den unteren Schambeinast und streicht auf diesem abwärts bis zum Tuber ischii — zuerst auf der unten liegenden, dann auf der oben liegenden Seite.

Getroffene Gebilde:

Mm. pubococcygei (mm. levatorum ani),
Mm. obturatores interni,
Trigonum urogenitale
(M. transversus perinei profundus),
Corpora cavernosa penis,
Mm. ischiocavernosi,
Mm. transversi perinei superficiales,
M. sphincter ani internus,
M. sphincter ani externus.

Bemerkungen. Vor dem Eingriff muß die äußere Umgebung des Afters ausgiebig eingeschmiert sein, was durch Griff M 1 mitbewirkt worden ist.

Zwischen den Eingriffen M 14 bis 18 bleibt für gewöhnlich der arbeitende Finger im After.

Der Eingriff entspricht dem Eingriff W 12 beim Weibe.

D—Th

M 17.

Mm. obturatores interni (per anum).

(Arzt **vor** dem Patienten.)

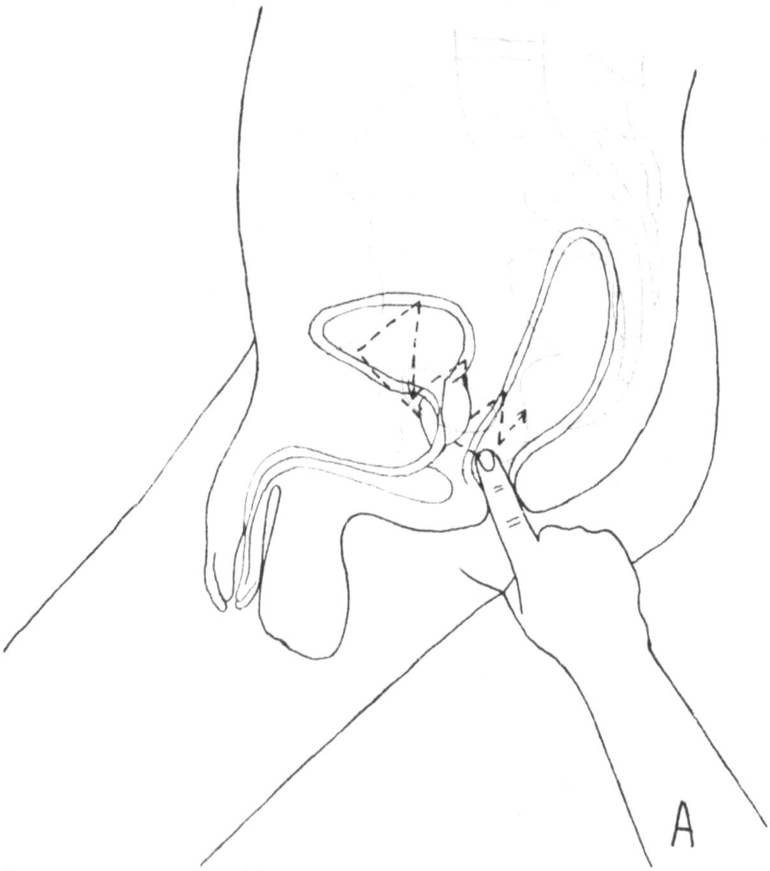

Fig. 28.

M 17.

D—Th

Mm. obturatores interni (per anum).

Patient (in Seitenlage zur Bauchlage geneigt): Hüften und Knie sind gebeugt, Blase und Mastdarm entleert, das Fußende des Massagetisches ist hochgestellt.

Arzt steht vor dem Patienten kopfwärts gewandt:

A: fußwärtige Hand befindet sich nach Ausführung der Eingriffe M 14 bis 16 mit dem Zeigefinger im After, geht dicht neben der Prostata in die Höhe bis zur Oberkante des oberen Schambeinastes und streicht in Querzügen über das Foramen obturatum abwärts zum Tuber ischii — zuerst auf der unten liegenden, dann auf der oben liegenden Seite.

Getroffene Gebilde:

Mm. pubococcygei }
Mm. iliococcygei } Mm. levatorum ani,
Arcus tendinei }
Mm. obturatores interni,
Trigonum urogenitale
(M. transversus perinei profundus),
Corpora cavernosa penis,
Mm. ischiocavernosi,
Mm. transversi perinei superficiales,
M. sphincter ani internus,
M. sphincter ani externus.

Bemerkungen. Vor dem Eingriff muß die äußere Umgebung des Afters ausgiebig eingeschmiert sein, was durch Griff M 1 mitbewirkt worden ist.

Zwischen den Eingriffen M 14 bis 18 bleibt für gewöhnlich der arbeitende Finger im After.

Der Eingriff entspricht dem Eingriff W 14 beim Weibe.

D–Th

M 18.

Dammuskulatur
(per anum).

(Arzt **vor** dem Patienten.)

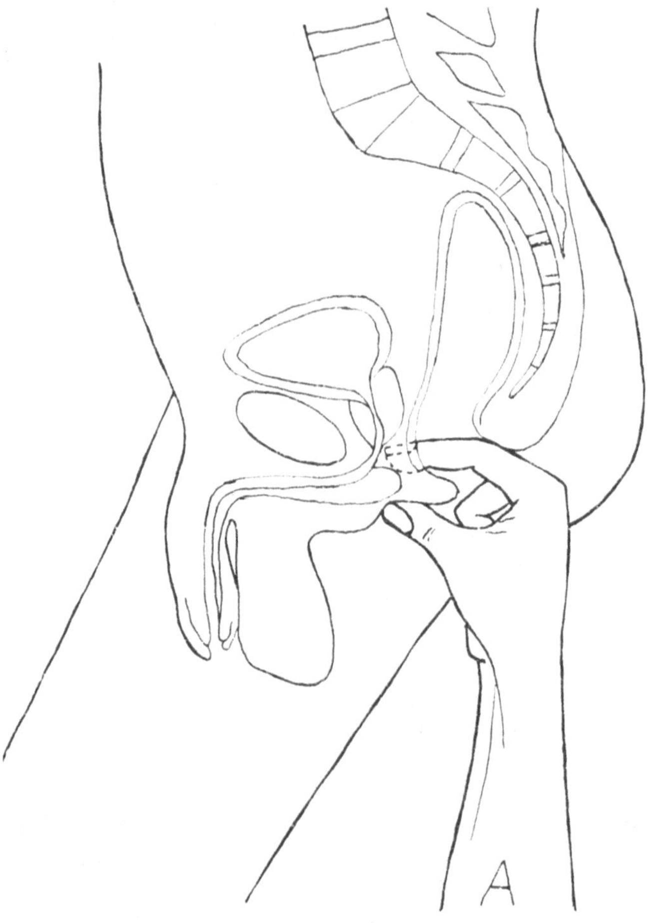

Fig. 29.

M 18. D—Th

Dammuskulatur (per anum).

Patient (in Seitenlage zur Bauchlage geneigt): Hüften und Knie sind gebeugt, Blase und Mastdarm entleert, das Fußende des Massagetisches ist hochgestellt.

Arzt steht vor dem Patienten kopfwärts gewandt:

A: fußwärtige Hand befindet sich nach Ausführung der Eingriffe M 14 bis 17 mit dem Zeigefinger im After, geht zum Apex prostatae, legt den Daumen außen gegen den Damm und knetet den Damm mit Daumen und Zeigefinger durch.

Getroffene Gebilde:

Trigonum urogenitale
(Lig. transversum pelvis,
Fascia trigoni urogenitalis superior,
M. sphincter urethrae membranaceae,
M. transversus perinei profundus,
Glgl. bulbourethrales,
Fascia trigoni urogenitalis inferior),
Mm. ischiocavernosi,
Bulbus urethrae,
M. bulbocavernosus,
Mm. transversi perinei superficiales,
M. sphincter ani internus,
M. sphincter ani externus.
Pars analis recti.

Bemerkungen. Vor dem Eingriff muß die äußere Umgebung des Afters ausgiebig eingeschmiert sein, was durch Griff M 1 mitbewirkt worden ist.

Von M 14 ab bis zu diesem Eingriff bleibt für gewöhnlich der arbeitende Finger im After; mit diesem Eingriff schließt die Massage der Beckenhöhle beim Manne.

Der Eingriff entspricht dem Eingriff W 19 beim Weibe

2.

Weibliche Beckenhöhle

D—Th

W 1.

Steißbeinportionen der Mm. glutaei maximi
(Einleitung zur Massage der Beckenhöhle)
(extra anum).

(Arzt **hinter** der Patientin.)

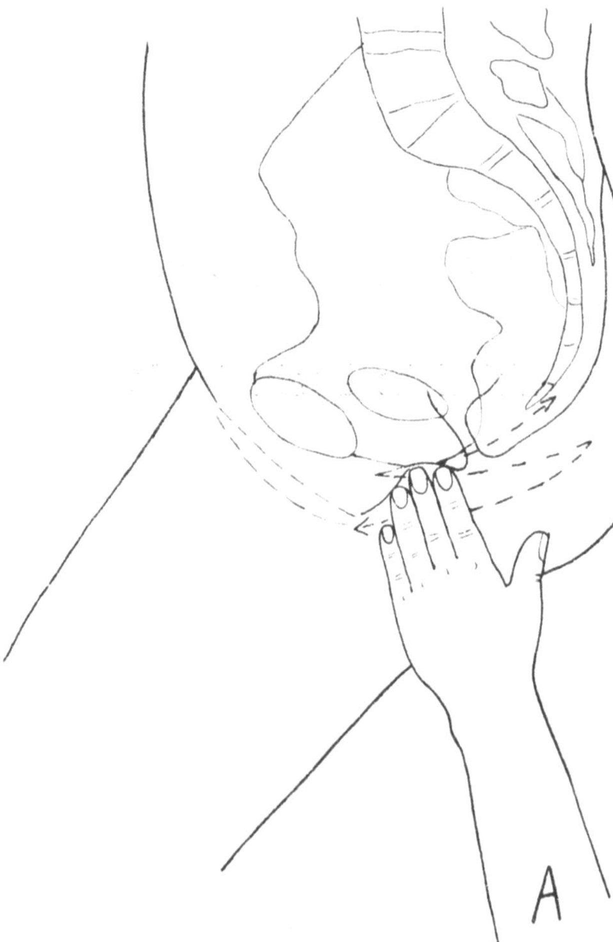

Fig. 30.

W 1. D–Th

Steißbeinportionen der Mm. glútaei maximi
(Einleitung zur Massage der Beckenhöhle)
(extra anum).

Patientin (in Seitenlage zur Bauchlage geneigt): Hüften und Knie sind gebeugt, Blase und Mastdarm entleert, das Fußende des Massagetisches ist hochgestellt.

Arzt steht hinter der Patientin kopfwärts gewandt:
A: fußwärtige Hand legt die Fingerspitzen in der Analfalte gegen das Tuber ischii und streicht zwischen Ramus inferior ossis ischii und Steißbein, lateralwärts gegen den Knochen drückend, hin und her, zuerst auf der oben liegenden, dann auf der unten liegenden Seite.

Getroffene Gebilde:
Mm. glutaei maximi,
Bb. ischiadicae mm. glutt. max.,
Mm. semitendinosi,
Mm. adductores magni,
Mm. adductores minimi,
Mm. adductores breves,
Mm. graciles,
Mm. obturatores externi,
Mm. bicipites femoris,
Bb. mm. bicipitum femoris,
Mm. semimembranosi,
Mm. quadrati femoris,
Lig. sacrotuberosum,
Mm. gemelli inferiores,
Corpus adiposum ischiorectale,
M. sphincter ani externus,
M. sphincter ani internus,
Mm. transversi perinaei superficiales,
Corpora cavernosa penis (clitoridis),
Mm. ischiocavernosi,
M. bulbocavernosus,
Mm. levatores ani,
Trigonum urogenitale
(M. transversus perinaei profundus).

Bemerkung. Der Eingriff ist gleich dem Eingriff M 1 beim Manne.

D—Th

W 2.

Mm. sphincteres ani
(per anum).

(Arzt **hinter** der Patientin.)

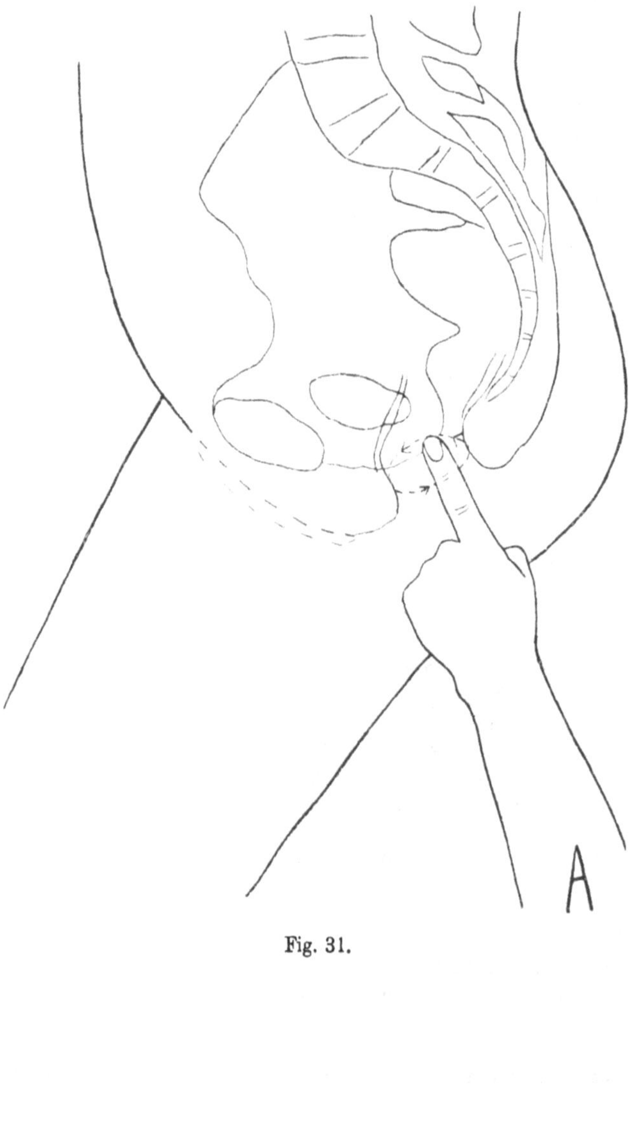

Fig. 31.

W 2.

D—Th

Mm. sphincteres ani (per anum).

Patientin (in Seitenlage zur Bauchlage geneigt): Hüften und Knie sind gebeugt, Blase und Mastdarm entleert, das Fußende des Massagetisches ist hochgestellt.

Arzt steht hinter der Patientin kopfwärts gewandt:

A: fußwärtige Hand geht mit der Spitze des Zeigefingers in den After ein, umkreist den Analring, diesen allmählich möglichst dehnend, und dringt, der zunehmenden Entspannung des Analringes entsprechend, langsam mit dem ganzen Zeigefinger durch den Anus.

Getroffene Gebilde:

Pars analis recti
(Annulus haemorrhoidalis,
Columnae rectales),
M. sphincter ani externus,
M. sphincter ani internus,
Mm. levatores ani,
Mm. transversi perinaei superficiales,
Trigonum urogenitale (M. transversus perinaei profundus),
Corpus adiposum ischiorectale,
Corpora cavernosa penis,
Mm. ischiocavernosi,
Corpus cavernosum urethrae,
M. bulbocavernosus,
Mm. glutaei maximi.

Bemerkungen. Vor dem Eingriff muß die äußere Umgebung des Afters ausgiebig eingeschmiert sein, was durch Griff W 1 mitbewirkt wird.

Zwischen den Eingriffen W 2 bis 19 bleibt für gewöhnlich der arbeitende Finger im After.

Der Eingriff ist gleich dem Eingriff M 2 beim Manne.

D–Th

W 3.

Corpus adiposum ischiorectale (per anum).

(Arzt **hinter** der Patientin.)

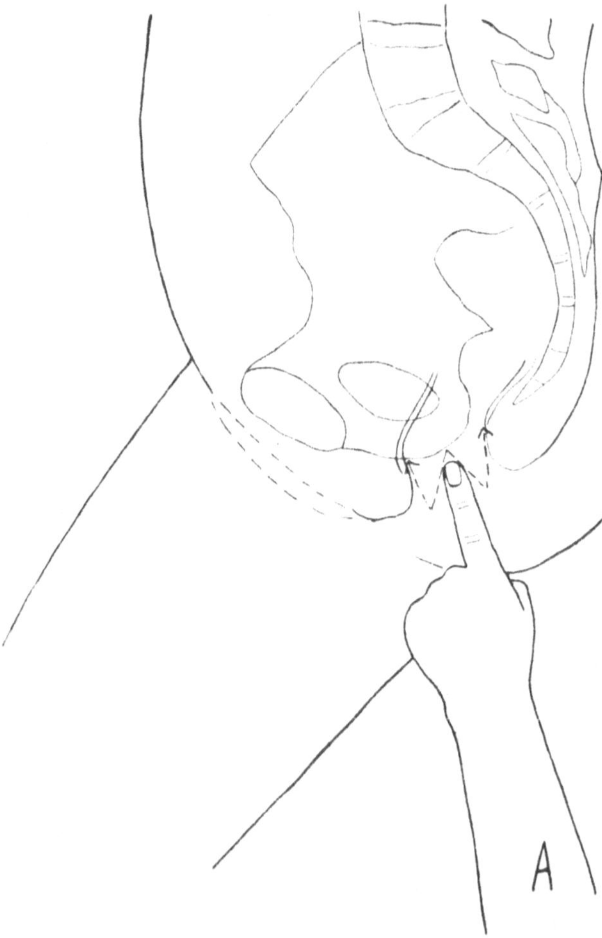

Fig. 32.

W 3.

D—Th

Corpus adiposum ischiorectale (per anum).

Patientin (in Seitenlage zur Bauchlage geneigt): Hüften und Knie sind gebeugt, Blase und Mastdarm entleert, das Fußende des Massagetisches ist hochgestellt.

Arzt steht hinter der Patientin kopfwärts gewandt:

A: fußwärtige Hand umstreicht mit der Spitze des Zeigefingers, der sich nach Ausführung des Eingriffes W 2 im After befindet, den Analring, in Zickzackzügen von außen nach innen hin und her fahrend.

Getroffene Gebilde:

Pars analis recti
(Annulus haemorrhoidalis,
Columnae rectales),
M. sphincter ani externus,
M. sphincter ani interus,
Mm. levatores ani,
Mm. transversi perinaei superficiales,
Trigonum urogenitale
(M. transversus perinaei profundus),
Corpus adiposum ischiorectale,
Corpora cavernosa penis (clitoridis),
Mm. ischiocavernosi,
Corpus cavernosum urethrae,
M. bulbocavernosus,
Mm. glutaei maximi.

Bemerkungen. Vor dem Eingriff muß die äußere Umgebung des Afters ausgiebig eingeschmiert sein, was durch Griff W 1 mitbewirkt wird.

Zwischen den Eingriffen W 2 bis 19 bleibt für gewöhnlich der arbeitende Finger im After.

Der Eingriff ist gleich dem Eingriff M 3 beim Manne.

D—Th

W 4.

Annulus haemorrhoidalis
(per anum).

(Arzt **hinter** der Patientin.)

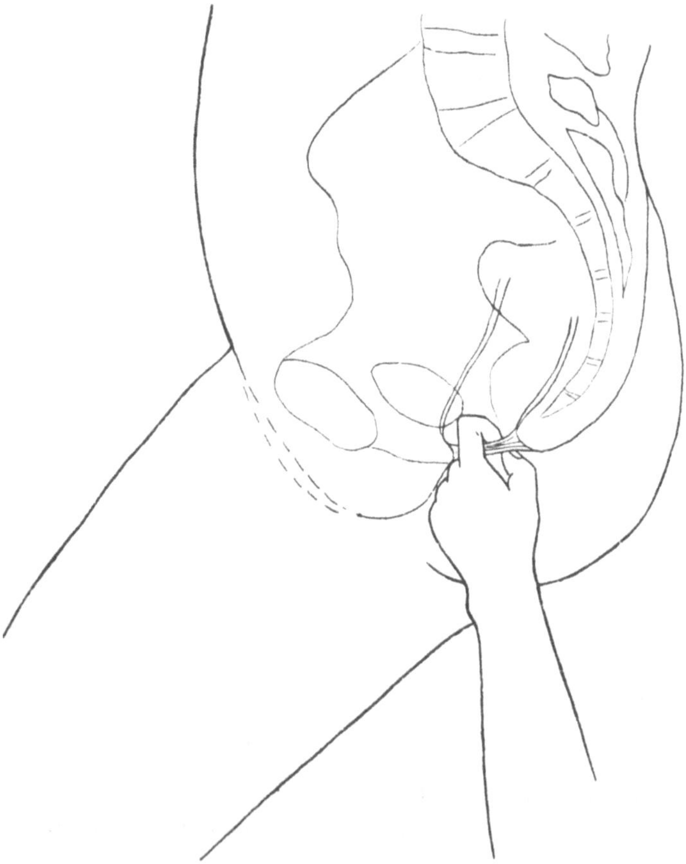

Fig. 33.

W 4.

D–Th

Annulus haemorrhoidalis (per anum).

Patientin (in Seitenlage zur Bauchlage geneigt): Hüften und Knie sind gebeugt, Blase und Mastdarm entleert, das Fußende des Massagetisches ist hochgestellt.

Arzt steht hinter der Patientin kopfwärts gewandt:

A: fußwärtige Hand, deren Zeigefinger sich nach Ausführung der Eingriffe W 2 und 3 im After befindet, faßt den Analring an einer Stelle nach der anderen zwischen Daumen und Zeigefinger und läßt die Faserung desselben zwischen diesen beiden Fingern vorsichtig bis zum Rande durchgleiten.

Getroffene Gebilde:

Pars analis recti
(Annulus haemorrhoidalis,
Columnae rectales),
M. sphincter ani externus,
M. sphincter ani internus,
Mm. levatores ani.

Bemerkungen. Vor dem Eingriff muß die äußere Umgebung des Afters ausgiebig eingeschmiert sein, was durch Griff W 1 mitbewirkt wird.

Zwischen den Eingriffen W 2 bis 19 bleibt für gewöhnlich der arbeitende Finger im After.

Der Eingriff ist gleich dem Eingriff M 4 beim Manne.

D–Th

W 5.

M. rectococcygeus und Lig. anococcygeum (per anum).

(Arzt **hinter** der Patientin.)

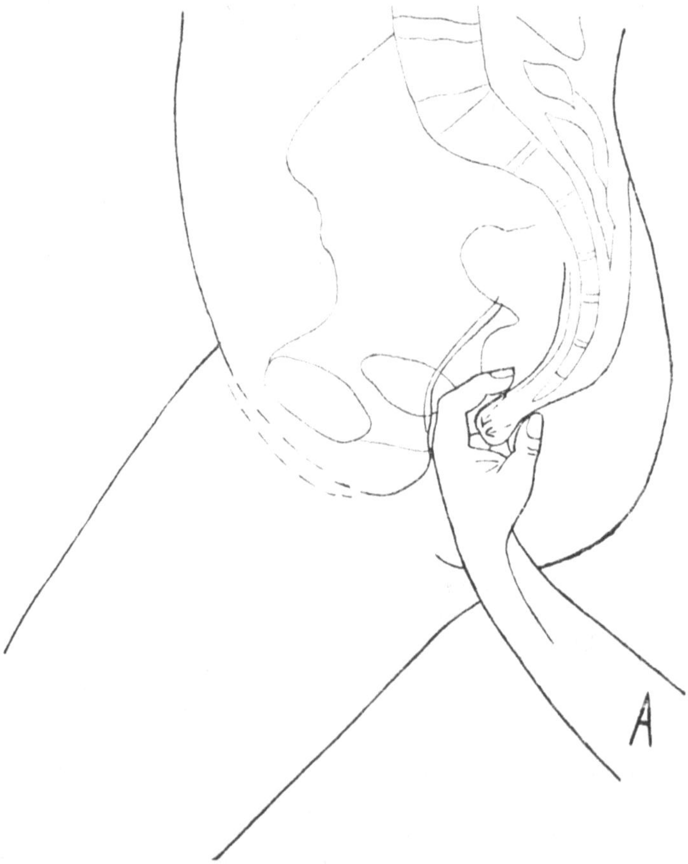

Fig. 34.

W 5. D—Th

M. rectococcygeus und Lig. anococcygeum (per anum).

Patientin (in Seitenlage zur Bauchlage geneigt): Hüften und Knie sind gebeugt, das Becken hochgelagert, Blase und Mastdarm entleert, das Fußende des Massagetisches ist hochgestellt.

Arzt steht hinter der Patientin kopfwärts gewandt:

A: fußwärtige Hand befindet sich nach Ausführung der Eingriffe W 2 bis 4 mit dem Zeigefinger im After; der Zeigefinger übersteigt mit dem End- und Mittelglied den Ring des M. sphincter ani internus nach rückwärts in der Medianlinie; Daumen und Zeigefinger fassen nunmehr den Afterring zwischen sich und kneten ihn, unter Querstrichen abwärts gleitend.

Getroffene Gebilde:

Pars analis recti
(Columnae rectales,
Annulus haemorrhoidalis),
M. sphincter ani externus,
M. sphincter ani internus,
Lig. sacrococcygeum anterius,
Mm. coccygei,
Ligg. sacrospinosa,
M. rectococcygeus,
Mm. levatores ani
(Mm. iliococcygei,
Mm. pubococcygei),
Lig. anococcygeum,
Corpus adiposum ischiorectale,
Mm. glutaei maximi.

Bemerkungen. Vor dem Eingriff muß die äußere Umgebung des Afters ausgiebig eingeschmiert sein, was durch Griff W 1 mitbewirkt wird.

Zwischen den Eingriffen W 2 bis 19 bleibt für gewöhnlich der arbeitende Finger im After.

Der Eingriff ist gleich dem Eingriff M 5 beim Manne.

D—Th

W 6.
Steißbeininsertionen der Mm. levatores ani (per anum).

(Arzt **hinter** der Patientin.)

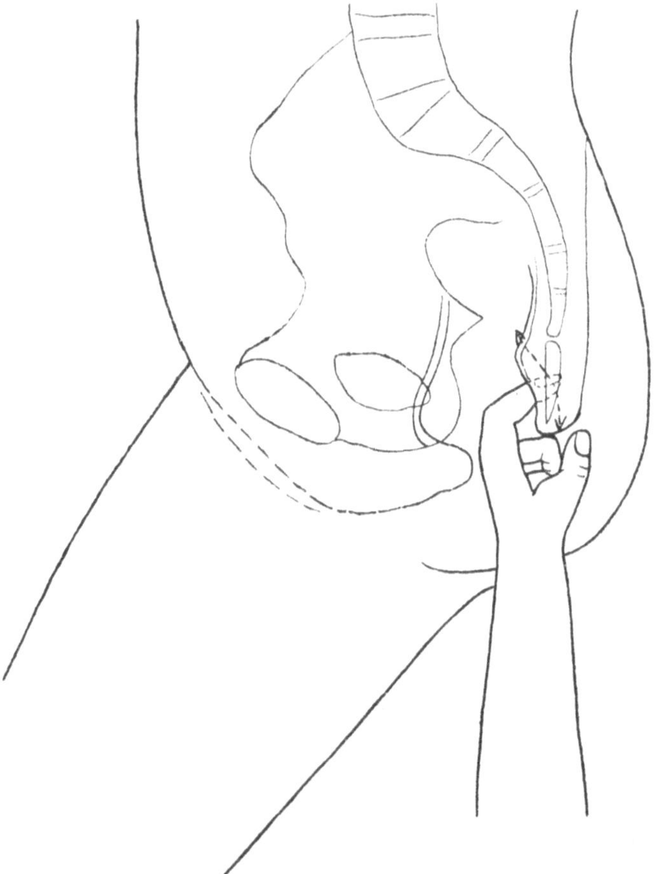

Fig. 35.

W 6.

D–Th

Steißbeininsertionen der Mm. levatores ani (per anum).

Patientin (in Seitenlage zur Bauchlage geneigt): Hüften und Knie sind gebeugt, Blase und Mastdarm entleert, das Fußende des Massagetisches ist hochgestellt.

Arzt steht hinter der Patientin kopfwärts gewandt:

A: fußwärtige Hand befindet sich nach Ausführung der Eingriffe W 2 bis 5 mit dem Zeigefinger im After; die Spitze des Zeigefingers geht nach rückwärts über den M. sphincter ani internus hinüber neben das Steißbein und streicht langsam neben diesem nach abwärts, möglichst nach außen drückend, zuerst auf der unten liegenden, dann auf der oben liegenden Seite.

Getroffene Gebilde:

Pars analis recti
(Columnae rectales,
Annulus haemorrhoidalis),
M. sphincter ani externus,
M. sphincter ani internus,
Mm. coccygei,
Ligg. sacrospinosa,
Ligg. sacrotuberosa,
Mm. levatores ani
(Mm. iliococcygei,
Mm. pubococcygei),
Corpus adiposum ischiorectale,
Mm. glutaei maximi.

Bemerkungen. Vor dem Eingriff muß die äußere Umgebung des Afters ausgiebig eingeschmiert sein, was durch Griff W 1 mitbewirkt wird.

Zwischen den Eingriffen W 2 bis 19 bleibt für gewöhnlich der arbeitende Finger im After.

Der Eingriff ist nur ausführbar nach völliger Erschlaffung der Analmuskulatur.

Der Eingriff ist gleich dem Eingriff M 6 beim Manne.

Th

W 7.

Steißbeininsertionen der Mm. glutaei maximi (per anum).

(Arzt **hinter** der Patientin.)

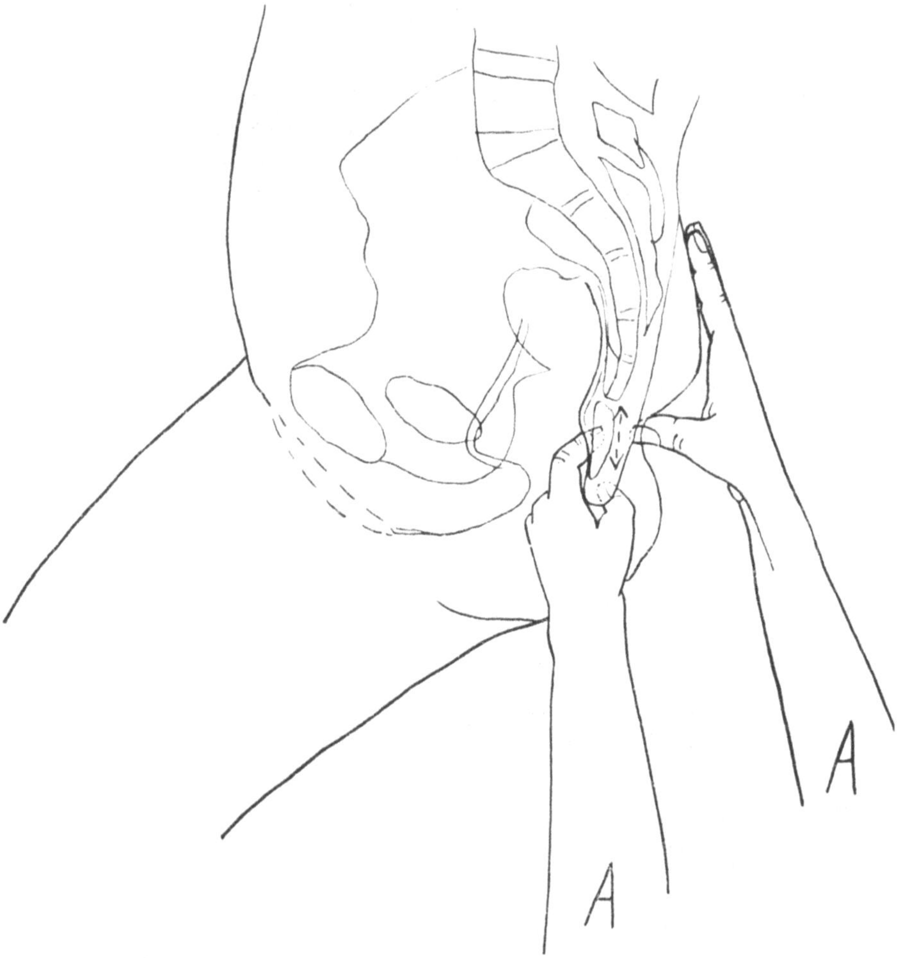

Fig. 36.

W 7. Th

Steißbeininsertionen der Mm. glutaei maximi (per anum).

Patientin (in Seitenlage zur Bauchlage geneigt): Hüften und Knie sind wenig gebeugt, Blase und Mastdarm entleert, das Fußende des Massagetisches ist hochgestellt.

Arzt steht hinter der Patientin kopfwärts gewandt:
A: fußwärtige Hand befindet sich nach Ausführung der Eingriffe W 2 bis 6 mit dem Zeigefinger im After; die Spitze des Zeigefingers drückt neben dem Steißbein nach außen;
A: kopfwärtige Hand stützt sich mit den Fingerspitzen an der Gesäßbacke auf und drückt mit der Spitze des Daumens dem Zeigefinger der anderen Hand entgegen;
beide Hände kneten die Muskulatur zwischen den einander entgegenwirkenden Fingerspitzen, zuerst auf der oben liegenden, dann auf der unten liegenden Seite.

Getroffene Gebilde:

Pars analis recti
(Annulus haemorrhoidalis,
Columnae rectales),
M. sphincter ani externus,
M. sphincter ani internus,
Mm. levatores ani,
Corpus adiposum ischiorectale,
Mm. glutaei maximi.

Bemerkungen. Vor dem Eingriff muß die äußere Umgebung des Afters ausgiebig eingeschmiert sein, was durch Griff W 1 mitbewirkt wird.

Zwischen den Eingriffen W 2 bis 19 bleibt für gewöhnlich der arbeitende Finger im After.

Der Eingriff ist nur ausführbar nach völliger Erschlaffung der Analmuskulatur.

Der Eingriff ist gleich dem Eingriff M 7 beim Manne.

D–Th

W 8.
Muskelinsertionen auf der Vorderfläche des Kreuzbeins (per anum).

(Arzt **hinter** der Patientin.)

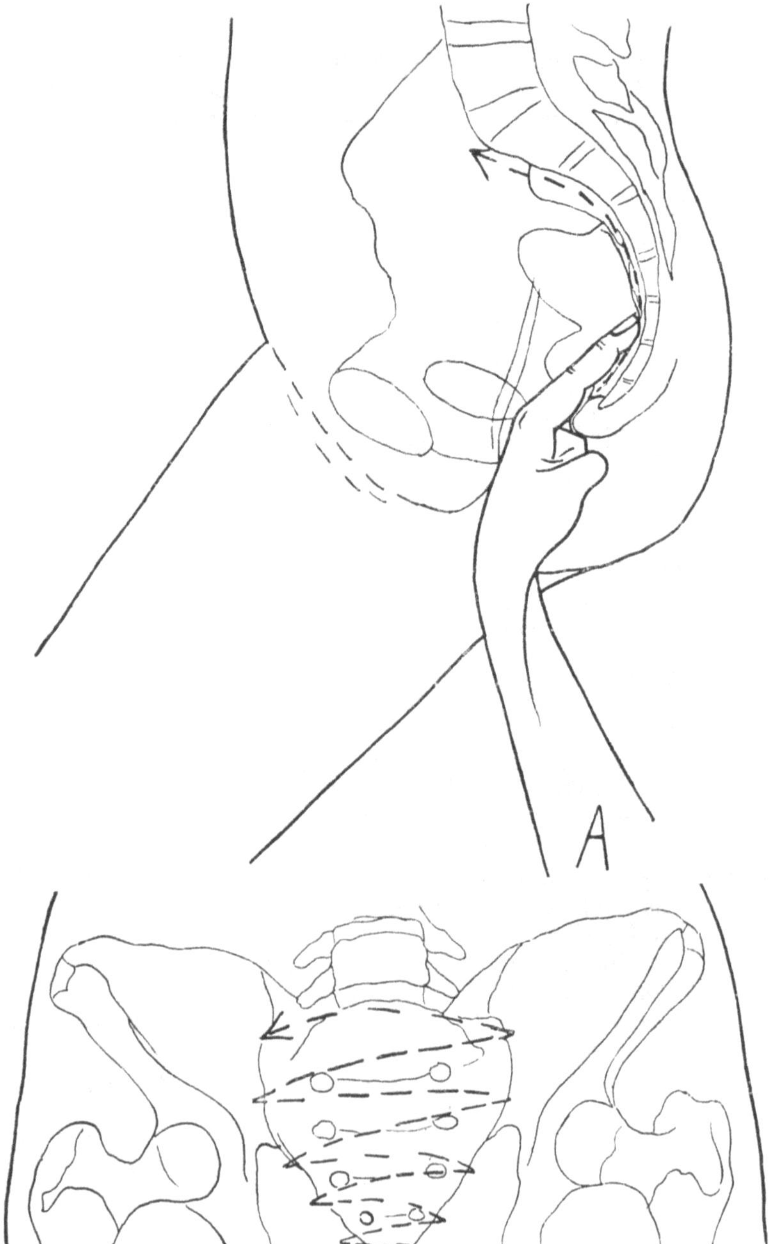

Fig. 38, oben Fig. 37.

W 8.

D–Th

Muskelinsertionen auf der Vorderfläche des Kreuzbeins (per anum).

Patientin (in Seitenlage zur Bauchlage geneigt): Hüften und Knie sind gebeugt, Blase und Mastdarm entleert, das Fußende des Massagetisches ist hochgestellt.

Arzt steht hinter der Patientin kopfwärts gewandt:
A: fußwärtige Hand befindet sich nach Ausführung der Eingriffe W 2 bis 5 und 7 mit dem Zeigefinger im After; die Spitze des Zeigefingers steigt, am Steißbein beginnend, in querer Richtung möglichst weit nach beiden Seiten über die Facies pelvina des Kreuzbeins streichend, allmählich aufwärts zum Promontorium.

Getroffene Gebilde.

M. rectococcygeus,
Mm. iliococcygei } Mm. levatorum ani,
Arcus tendinei }
Ligg. sacrococcygea anteriora,
Mm. coccygei,
Ligg. sacrospinosa,
Mm. piriformes,
Mm. obturatores interni,
Ligg. sacrotuberosa.

Bemerkungen. Vor dem Eingriff muß die äußere Umgebung des Afters ausgiebig eingeschmiert sein, was durch Griff W 1 mitbewirkt wird.

Zwischen den Eingriffen W 2 bis 19 bleibt für gewöhnlich der arbeitende Finger im After.

Der Eingriff ist gleich dem Eingriff M 8 beim Manne.

D—Th

W 9.
Promontorium und Iliosakralgelenke (per anum).

(Arzt **hinter** der Patientin.)

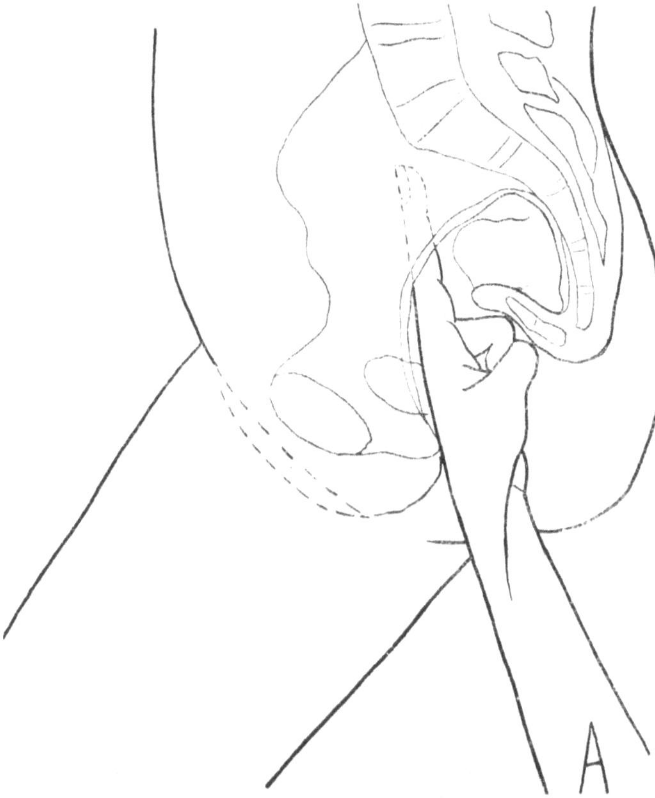

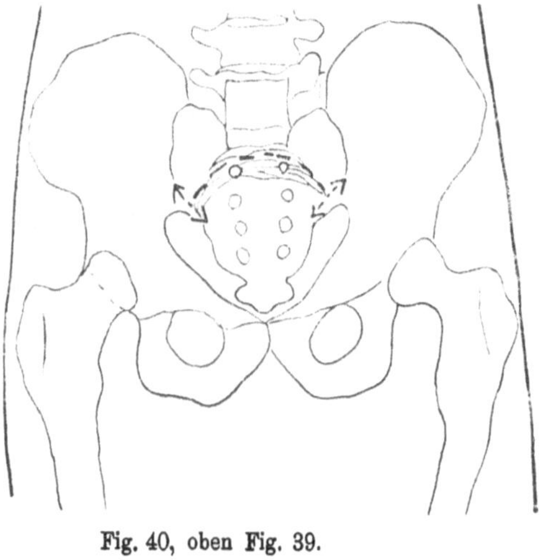

Fig. 40, oben Fig. 39.

W 9.

D—Th

Promontorium und Iliosakralgelenke (per anum).

Patientin (in Seitenlage stark zur Bauchlage geneigt): Hüften und Knie sind gebeugt, Blase und Mastdarm entleert, das Fußende des Massagetisches ist hochgestellt.

Arzt steht hinter der Patientin kopfwärts gewandt:

A: fußwärtige Hand geht mit dem Zeigefinger, der sich nach Ausführung der Eingriffe W 2 bis 8 im After befindet, am Kreuzbein empor zum Promontorium und streicht quer über dieses und über die Iliosakralgelenke nach beiden Seiten hin und her, letztere auch von oben nach unten knetend.

Getroffene Gebilde:

Mm. rectococcygei,
Mm. sacrococcygei anteriores,
Lig. sacrococcygeum anterius,
Mm. piriformes,
Promontorium,
Artt. iliosacrales,
Ligg. sacroiliaca anteriora,
Mm. rectouterini.

Bemerkungen. Vor dem Eingriff muß die äußere Umgebung des Afters ausgiebig eingeschmiert sein, was durch Griff W 1 mitbewirkt wird.

Zwischen den Eingriffen W 2 bis 19 bleibt für gewöhnlich der arbeitende Finger im After.

Promontorium und Iliosakralgelenke sind nur bei vollständiger Erschlaffung des Beckenbodens erreichbar.

Der Eingriff ist gleich dem Eingriff M 9 beim Manne.

D–Th

W 10.

Mm. rectouterini

(per anum).

(Arzt **hinter** der Patientin.)

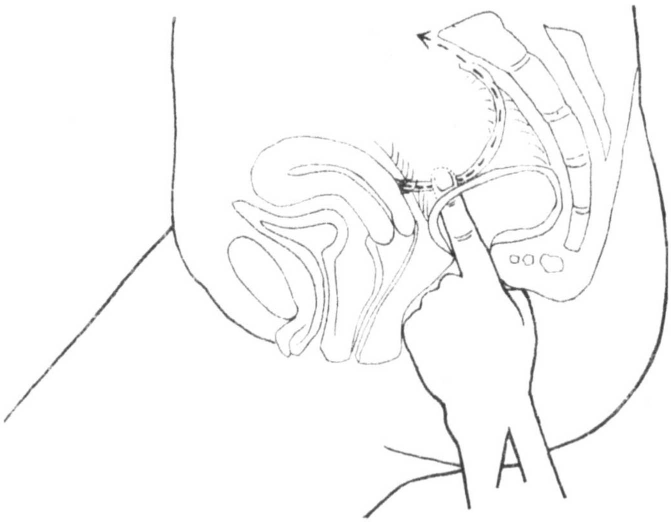

Fig. 41.

W 10. D—Th

Mm. rectouterini (per anum).

Patientin (in Seitenlage zur Bauchlage geneigt): Hüften und Knie sind gebeugt, Blase und Mastdarm entleert, das Fußende des Massagetisches ist hochgestellt.

Arzt steht hinter der Patientin kopfwärts gewandt:

A: fußwärtige Hand befindet sich nach Ausführung der Eingriffe W 2 bis 9 mit der Spitze des Zeigefingers am Promontorium und bestreicht von hier nach beiden Seiten die Plicae rectouterinae (Douglasii), einen vollständigen Kreis beschreibend, um deren vordere Kommissur, den Torus uterinus zu erreichen.

Getroffene Gebilde:

Lig. sacrococcygeum anterius,
Mm. sacrococcygei anteriores,
Mm. rectococcygei,
Promontorium,
Artt. iliosacrales,
Ligg. sacroiliaca anteriora,
Plicae rectouterinae (Douglasii)
Mm. rectouterini,
Cervix uteri.

Bemerkungen. Vor dem Eingriff muß die äußere Umgebung des Afters ausgiebig eingeschmiert sein, was durch Griff W 1 mitbewirkt wird.

Zwischen den Eingriffen W 2 bis 19 bleibt für gewöhnlich der arbeitende Finger im After.

Der Eingriff entspricht dem Eingriff M 10 beim Manne.

D–Th

W 11.

Schambeininsertionen der Mm. levatores ani (per anum).

(Arzt **hinter** der Patientin.)

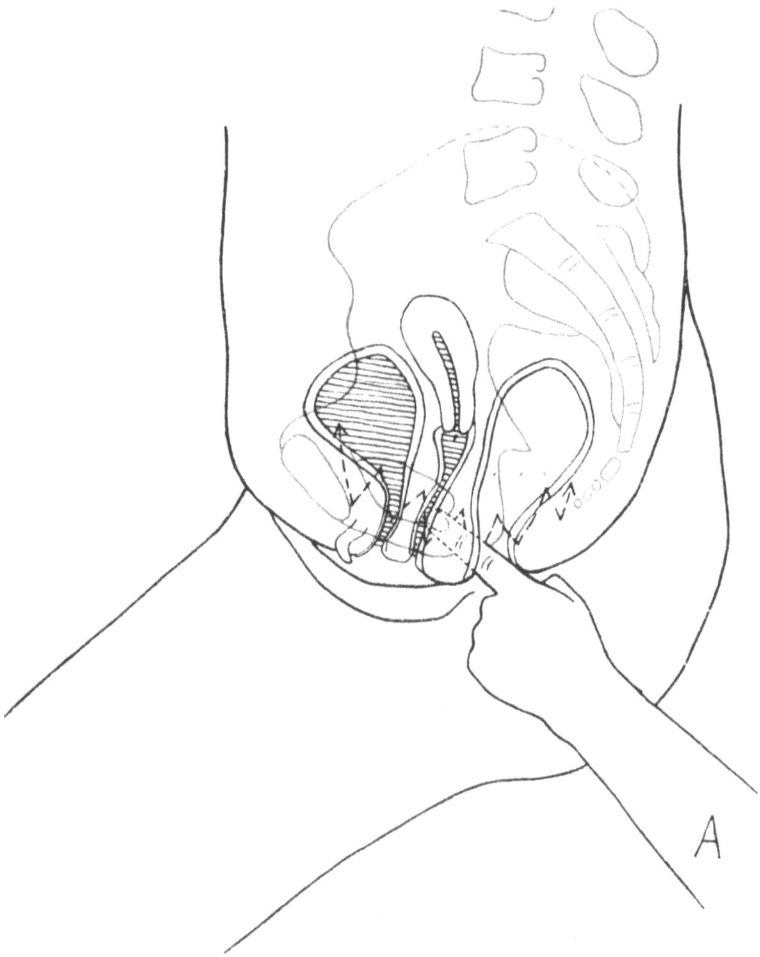

Fig. 42.

W 11. D—Th

Schambeininsertionen der Mm. levatores ani (per anum).

Patientin (in Seitenlage zur Bauchlage geneigt): Hüften und Knie sind gebeugt, Blase und Mastdarm entleert, das Fußende des Massagetisches ist hochgestellt.

Arzt steht hinter der Patientin kopfwärts gewandt:

A: fußwärtige Hand befindet sich nach Ausführung der Eingriffe W 2 bis 10 mit dem Zeigefinger im After, geht zum oberen Schambeinast und streicht den hier aufliegenden Wulst des M. levator ani in Querstrichen abwärts zum Steißbein — zuerst auf der unten liegenden, dann auf der oben liegenden Seite.

Getroffene Gebilde:

Ligg. pubovesicalia lateralia,
Mm. pubovesicales,
Mm. pubococcygei } Mm. levatorum ani,
Mm. iliococcygei }
Trigonum urogenitale,
Bulbi vestibuli,
Glgl. vestibulares majores (Bartholini),
Mm. ischiocavernosi,
M. bulbocavernosus,
Mm. transversi perinei superficiales,
Mm. obturatores interni,
Ligg. teretia uteri.

Bemerkungen. Vor dem Eingriff muß die äußere Umgebung des Afters ausgiebig eingeschmiert sein, was durch Griff W 1 mitbewirkt worden ist.

Der Eingriff schließt, ohne daß der Finger den After verläßt, unmittelbar an W 10 an, zwischen den Eingriffen W 2 bis 19 bleibt für gewöhnlich der arbeitende Finger im After.

Der Eingriff kann auch in Rückenlage per vaginam ausgeführt werden.

Der Eingriff entspricht dem Eingriff M 14 beim Manne.

D–Th

W 12.
Schambeininsertionen der Dammuskeln (per anum).

(Arzt **hinter** der Patientin.)

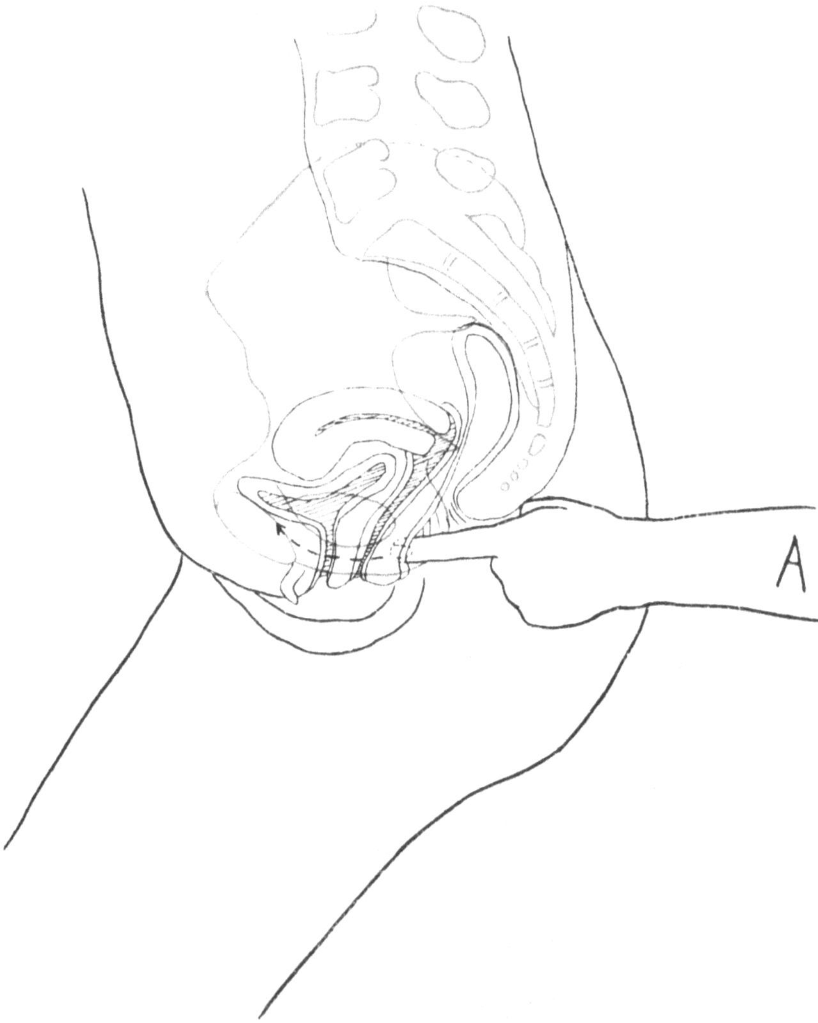

Fig. 43.

W 12.

D—Th

Schambeininsertionen der Dammuskeln (per anum).

Patientin (in Seitenlage zur Bauchlage geneigt): Hüften und Knie sind gebeugt, Blase und Mastdarm entleert, das Fußende des Massagetisches ist hochgestellt.

Arzt steht hinter der Patientin kopfwärts gewandt:

A: fußwärtige Hand befindet sich nach Ausführung der Eingriffe W 1 bis 11 mit dem Zeigefinger im After, geht zur Symphyse und streicht von hier aus auf dem unteren Schambeinast zum Tuber ischii — zuerst auf der unten liegenden, dann auf der oben liegenden Seite.

Getroffene Gebilde:

Ligg. pubovesicalia lateralia,
(Mm. pubovesicales),
Mm. pubococcygei (mm. levatorum ani),
Fascia trigoni urogenitalis superior
M. transversus perinei profundus } (trigoni urogenitalis),
Fascia trigoni urogenitalis inferior
Bulbi vestibuli,
Glgl. vestibulares majores (Bartholini),
Corpora cavernosa clitoridis,
Mm. ischiocavernosi,
M. bulbocavernosus,
Mm. transversi perinei superficiales,
M. sphincter ani internus,
M. sphincter ani externus,
Pars analis recti.

Bemerkungen. Vor dem Eingriff muß die äußere Umgebung des Afters ausgiebig eingeschmiert sein, was durch Griff W 1 mitbewirkt worden ist.

Zwischen den Eingriffen W 2 bis 19 bleibt für gewöhnlich der arbeitende Finger im After.

Die Ausführung des Eingriffes per vaginam in Rückenlage ist möglich, aber unbequemer und schwieriger.

Der Eingriff entspricht dem Eingriff M 16 beim Manne.

D–Th

W 13.

Schließmuskeln der Harnblase und Harnröhre, Schambeinfuge (per anum).

(Arzt **hinter** der Patientin.)

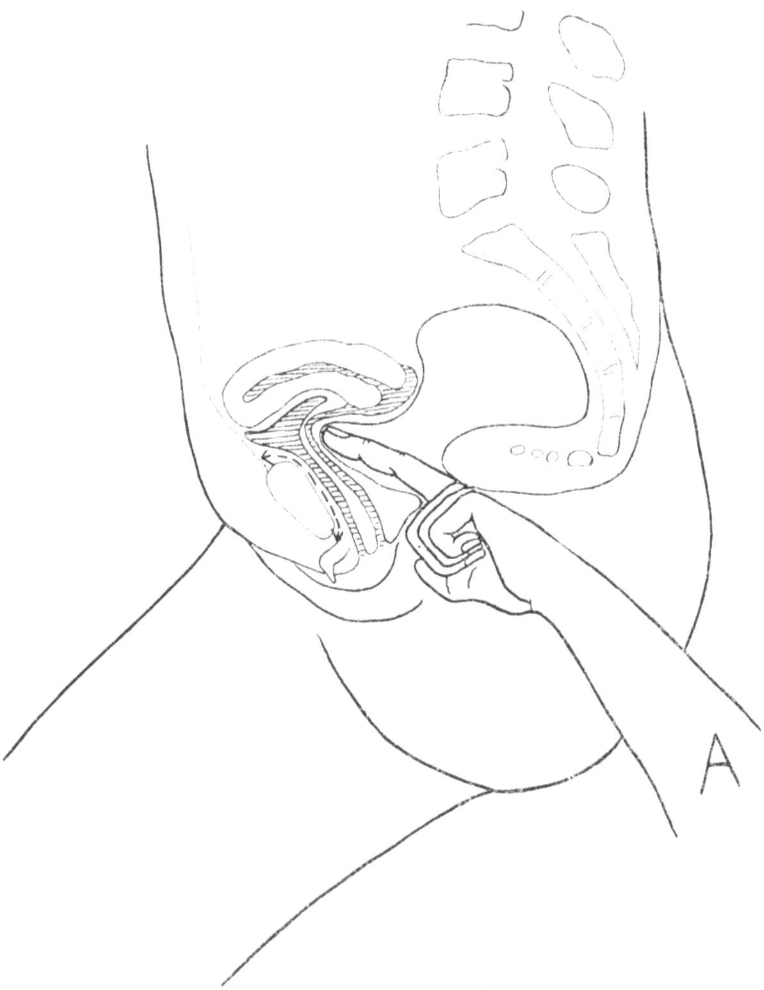

Fig. 44.

W 13. D–Th

Schließmuskeln der Harnblase und Harnröhre, Schambeinfuge (per anum).

Patientin (in Seitenlage zur Bauchlage geneigt): Hüften und Knie sind gebeugt, Blase und Mastdarm entleert, das Fußende des Massagetisches ist hochgestellt.

Arzt steht hinter der Patientin kopfwärts gewandt:
A: fußwärtige Hand befindet sich nach Ausführung der Eingriffe W 2 bis 12 mit dem Zeigefinger im After, geht zum oberen Rand der Symphyse und streicht die Blasengegend in querer Richtung, sodann die Symphyse abwärts.

Getroffene Gebilde:

Vagina,
M. sphincter vesicae,
Lig. pubicum superius,
M. sphincter urethrae membranaceae,
Symphysis ossium pubis
(Cavum articulare,
Lamina fibrocartilaginea interpubica),
Mm. pubococcygei (mm. levatorum ani),
Ligg. pubovesicouterina,
Lig. arcuatum pubis.

Bemerkungen. Vor dem Eingriff muß die äußere Umgebung des Afters ausgiebig eingeschmiert sein, was durch Griff W 1 mitbewirkt worden ist.

Zwischen den Eingriffen W 2 bis 19 bleibt für gewöhnlich der arbeitende Finger im After.

Die Ausführung des Eingriffes per vaginam in Rückenlage ist möglich, jedoch sehr unbequem und schwierig.

D—Th

W 14.

Mm. obturatores interni (per anum).

(Arzt **hinter** der Patientin.)

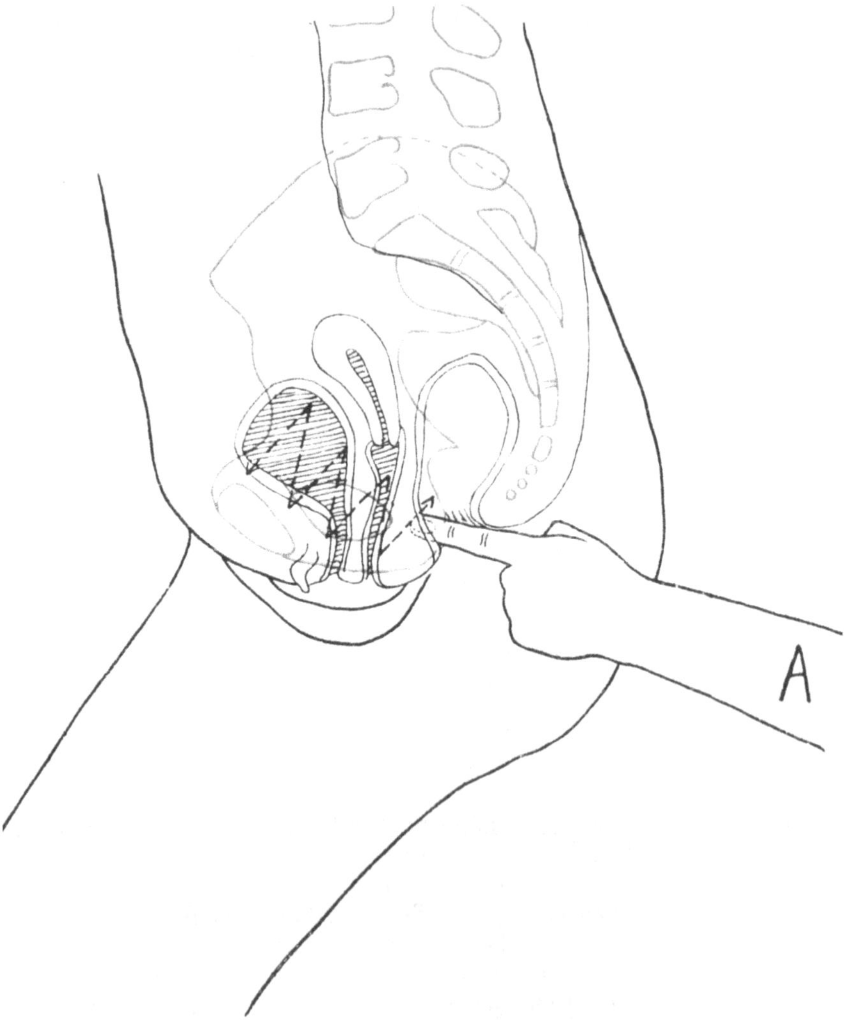

Fig. 45.

W 14.

D—Th

Mm. obturatores interni (per anum).

Patientin (in Seitenlage zur Bauchlage geneigt): Hüften und Knie sind gebeugt, Blase und Mastdarm entleert, das Fußende des Massagetisches ist hochgestellt.

Arzt steht hinter der Patientin kopfwärts gewandt:

A: fußwärtige Hand befindet sich nach Ausführung der Eingriffe W 2 bis 13 mit dem Zeigefinger im After, geht zum oberen Schambeinast und streicht in Querzügen über das Foramen obturatum abwärts zum Tuber ischii — zuerst auf der unten liegenden, dann auf der oben liegenden Seite.

Getroffene Gebilde:

Mm. pubococcygei
Mm. iliococcygei } (mm. levatorum ani),
Arcus tendinei
Mm. obturatores interni,
Trigonum urogenitale,
Corpora cavernosa clitoridis,
Mm. ischiocavernosi,
Mm. transversi perinei superficiales,
M. sphincter ani internus,
M. sphincter ani externus.

Bemerkungen. Vor dem Eingriff muß die äußere Umgebung des Afters ausgiebig eingeschmiert sein, was durch Griff W 1 mitbewirkt worden ist.

Zwischen den Eingriffen W 2 bis 19 bleibt für gewöhnlich der arbeitende Finger im After.

Die Ausführung des Eingriffes ist auch per vaginam in Rückenlage möglich.

Der Eingriff entspricht dem Eingriff M 17 beim Manne.

D–Th

W 15.
Uterus und Bänder (per anum).
(Arzt **hinter** der Patientin.)

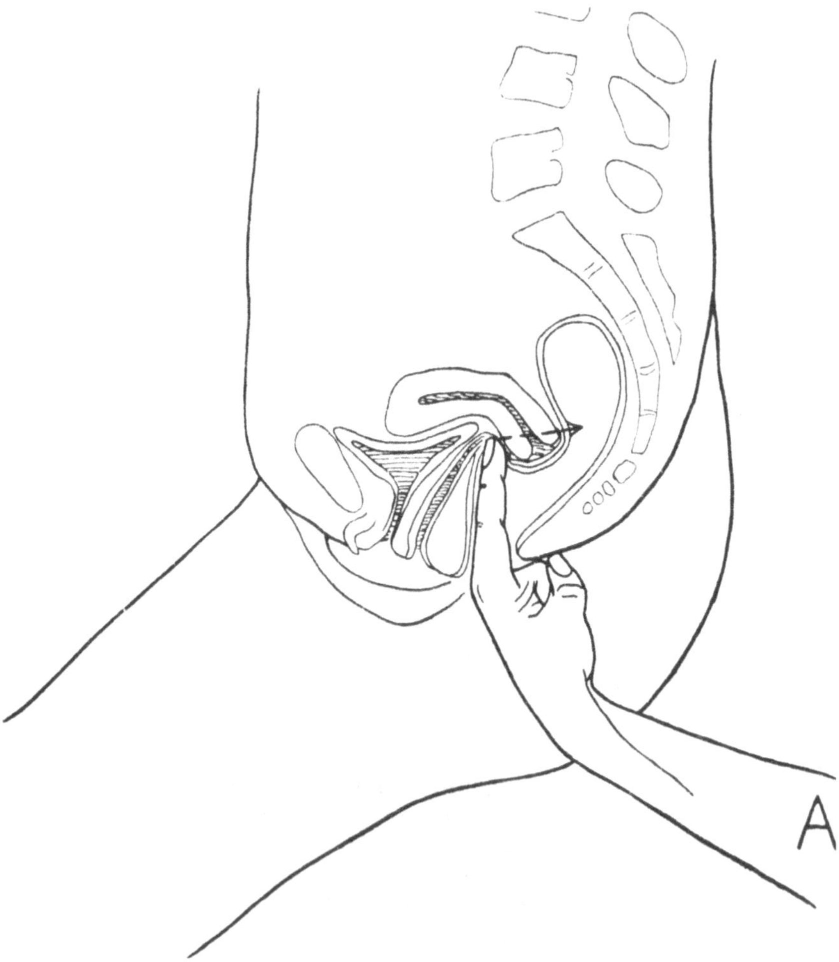

Fig. 46.

W 15. D—Th

Uterus und Bänder
(per anum).

Patientin (in Seitenlage zur Bauchlage geneigt): Hüften und Knie sind gebeugt, Blase und Mastdarm entleert, das Fußende des Massagetisches ist hochgestellt.

Arzt steht hinter der Patientin kopfwärts gewandt:

A: fußwärtige Hand befindet sich nach Ausführung der Eingriffe W 2 bis 14 mit dem Zeigefinger im After, geht zur Portio vaginalis uteri und bewegt sie von vorn nach rückwärts und in querer Richtung hin und her.

Bewegte Gebilde:

Uterus,
Cervix uteri,
Plicae rectouterinae,
Mm. rectouterini,
Ligg. ovariorum propria,
Ovaria,
Ligg. suspensoria ovariorum,
Tubae uterinae,
Ligg. lata uteri,
Ligg. teretia uteri.

Bemerkungen. Vor dem Eingriff muß die äußere Umgebung des Afters ausgiebig eingeschmiert sein, was durch Griff W 1 mitbewirkt worden ist.

Zwischen den Eingriffen W 2 bis 19 bleibt für gewöhnlich der arbeitende Finger im After.

Die Ausführung des Eingriffes ist auch per vaginam in Rückenlage möglich; hierbei wird die Portio zwischen Zeige- und Mittelfinger genommen.

D–Th

W 16.
Kommissur der Mm. rectouterini (Torus uterinus) (per anum).

(Arzt **hinter** der Patientin.)

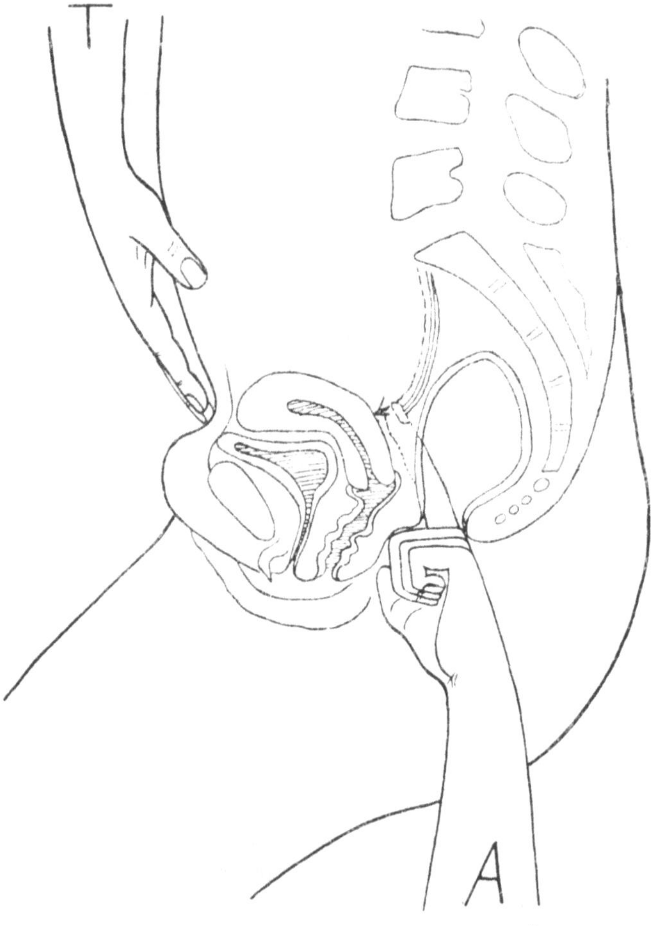

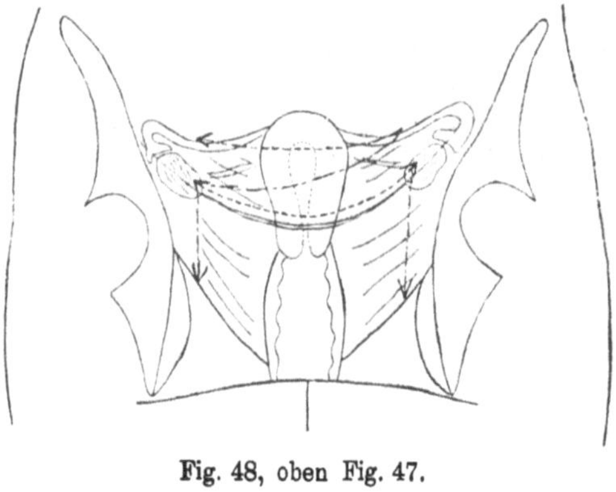

Fig. 48, oben Fig. 47.

W 16.

D–Th

Kommissur der Mm. rectouterini (Torus uterinus). (per anum).

Patientin (in Seitenlage zur Bauchlage geneigt): Hüften und Knie sind stark gebeugt, Blase und Mastdarm entleert, das Fußende des Massagetisches ist hochgestellt; Patientin darf den Atem nicht anhalten.

Arzt steht hinter der Patientin kopfwärts gewandt:

T: kopfwärtige Hand, auf die vordere Unterbauchwand gelegt, drückt mit den Fingerspitzen die Beckenorgane der anderen Hand entgegen, den Bewegungen der letzteren folgend;

A: fußwärtige Hand befindet sich nach Ausführung der Eingriffe W 2 bis 15 mit dem Zeigefinger, die Hohlhand nach rückwärts, im After, geht über Promontorium und das unten liegende Iliosakralgelenk auf die obere Fläche der Plica rectouterina (Douglasii), dreht hierbei die Hohlhand nach vorwärts und bestreicht die obere Seite der Kommissur der Plicae in querer Richtung, über die Rückseite des Uterus möglichst hoch hinauf und nach vorn, schließlich zu beiden Seiten des Uterus gegen die Beckenwand abwärts streichend.

Getroffene Gebilde:

Promontorium,
Art. sacroiliaca,
Lig. sacroiliacum anterius,
Plicae rectouterinae,
Mm. rectouterini,
Torus uterinus,
Ovaria,
Tubae uterinae,
Ligg. ovariorum propria,
Ligg. teretia uteri,
Ureteres,
Uterus,
Ligg. lata uteri.

Bemerkungen. Vor dem Eingriff muß die äußere Umgebung des Afters ausgiebig eingeschmiert sein, was durch Griff W 1 mitbewirkt worden ist.

Zwischen den Eingriffen W 2 bis 19 bleibt für gewöhnlich der arbeitende Finger im After.

Der Eingriff ist per vaginam nicht ausführbar.

Der Eingriff entspricht dem Eingriff M 11 beim Manne.

D—Th

W 17.
Uterus
(per anum).

(Arzt **hinter** der Patientin.)

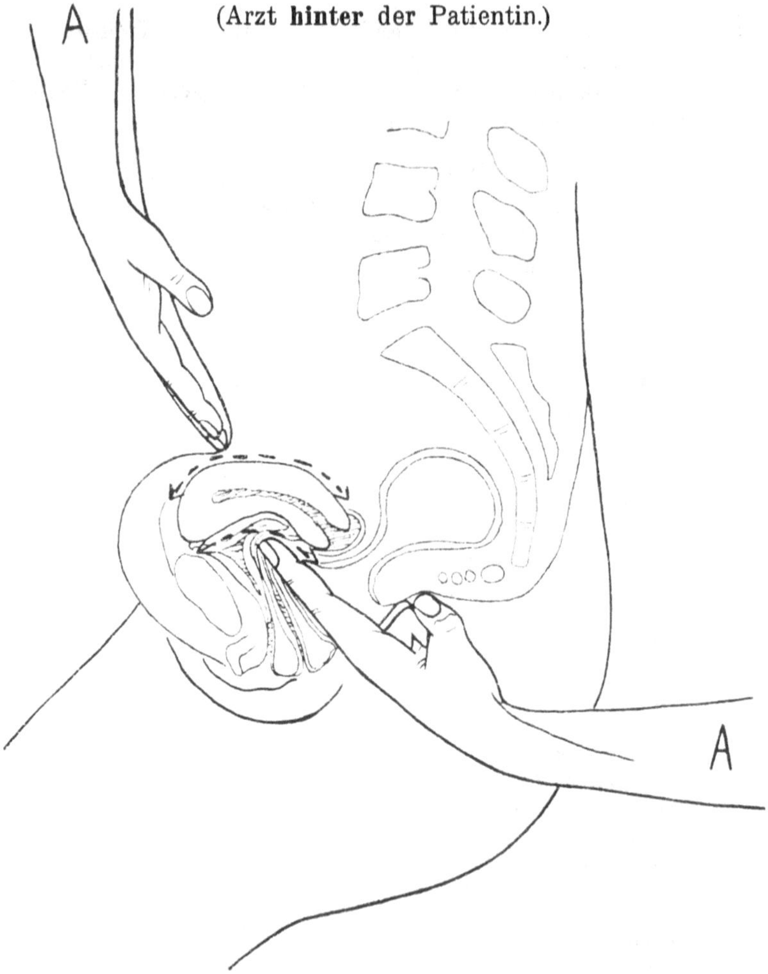

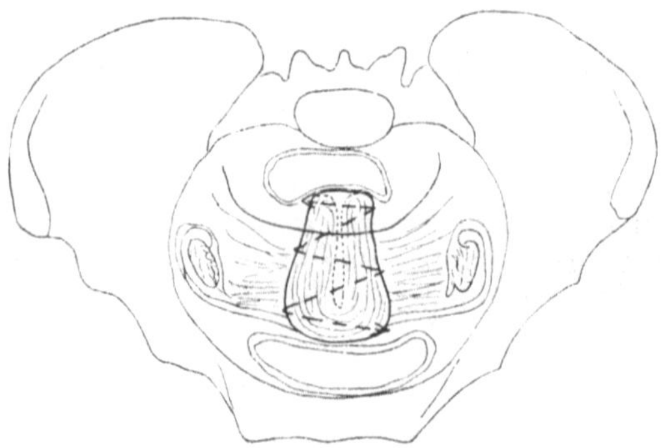

Fig. 50, oben Fig. 49.

W 17. D—Th

Uterus
(per anum).

Patientin (in Seitenlage zur Bauchlage geneigt): Hüften und Knie sind stark gebeugt, Blase und Mastdarm entleert, das Fußende des Massagetisches ist hochgestellt; Patientin darf den Atem nicht anhalten.

Arzt steht hinter der Patientin kopfwärts gewandt:

A: kopfwärtige Hand, auf die vordere Unterbauchwand gelegt, drückt mit den Fingerspitzen den Uterus der anderen Hand entgegen;

A: fußwärtige Hand befindet sich nach Ausführung der Eingriffe W 2 bis 16 mit dem Zeigefinger im After und geht mit der Fingerspitze zur Portio vaginalis uteri, der Ellbogen ist auf den Massagetisch gestützt;
beide Hände kneten den Uterus von der Portio vaginalis bis zum Fundus, denselben in querer Richtung zwischen den einander zugekehrten Fingerspitzen hin und her schiebend.

Getroffene Gebilde:

Uterus,
Portio vaginalis uteri,
Ligg. teretia uteri,
Ligg. ovariorum propria,
Tubae uterinae,
Ligg. lata uteri,
Vesica urinaria,
Mm. recti abdominis,
Mm. pyramidales,
Linea alba.

Bemerkungen. Vor dem Eingriff muß die äußere Umgebung des Afters ausgiebig eingeschmiert sein, was durch Griff W 1 mitbewirkt worden ist.

Zwischen den Eingriffen W 2 bis 19 bleibt für gewöhnlich der arbeitende Finger im After.

Die Ausführung des Eingriffes ist auch per vaginam in Rückenlage möglich.

Der Eingriff entspricht in Verbindung mit W 18 dem Eingriffe M 13 beim Manne.

D–Th

W 18.

Anhänge des Uterus und Ligg. pubovesicouterina (per anum).

(Arzt **hinter** der Patientin.)

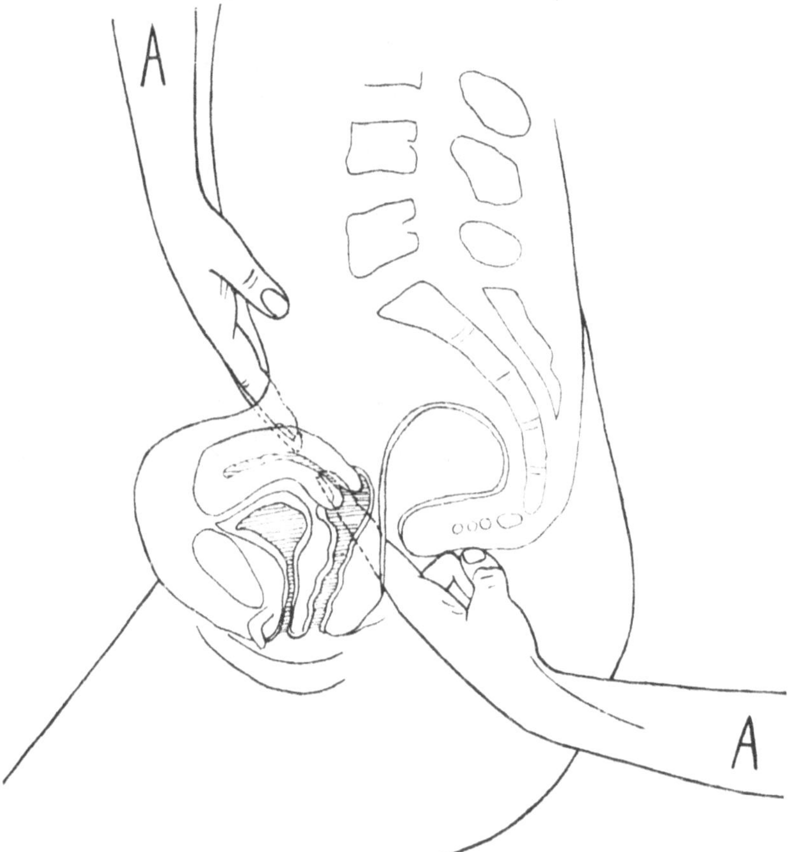

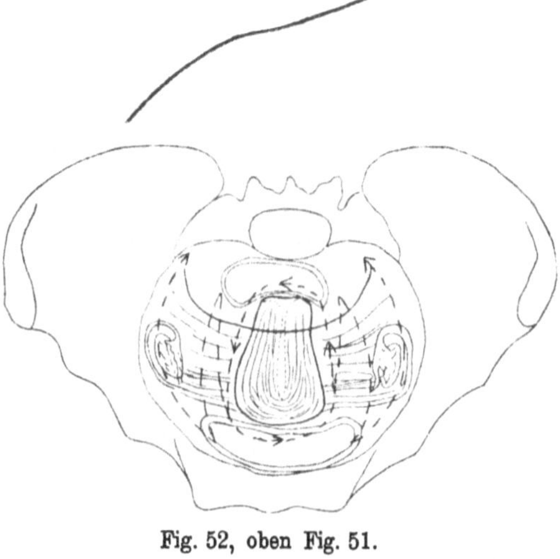

Fig. 52, oben Fig. 51.

W 18. D—Th

Anhänge des Uterus und Ligg. pubovesicouterina (per anum).

Patientin (in Seitenlage zur Bauchlage geneigt): Hüften und Knie sind stark gebeugt, Blase und Mastdarm entleert; das Fußende des Massagetisches ist hochgestellt; Patientin darf den Atem nicht anhalten.

Arzt steht hinter der Patientin kopfwärts gewandt:

A: kopfwärtige Hand, auf die vordere Unterbauchwand gelegt, drückt mit den Fingerspitzen die Beckenorgane der anderen Hand entgegen;

A: fußwärtige Hand befindet sich nach Ausführung der Eingriffe W 2 bis 17 mit dem Zeigefinger im After und geht mit der Fingerspitze neben die Portio vaginalis uteri; beide Hände kneten zwischen einander die Anhänge des Uterus, in Zickzackzügen zwischen Kreuzbein und Symphyse hin und her fahrend, zuerst auf der einen, dann auf der anderen Seite des Uterus, schließlich den Uterus umkreisend.

Getroffene Gebilde:

Uterus,
Ligg. lata uteri,
Plicae rectouterinae (Douglasii),
Mm. rectouterini,
Ureteres,
Ligg. ovariorum propria,
Ligg. teretia uteri,
Tubae uterinae,
Ovaria,
Infundibula tubarum uterin.,
Ligg. suspensoria ovariorum,
Vesica urinaria,
Ligg. pubovesicouterina,
Mm. recti abdominis,
Mm. obliqui abdominis externi,
Mm. obliqui abdominis interni,
Mm. transversi abdominis,
Mm. pyramidales.

Bemerkungen. Vor dem Eingriff muß die äußere Umgebung des Afters ausgiebig eingeschmiert sein, was durch Griff W 1 mitbewirkt worden ist.

Zwischen den Eingriffen W 2 bis 19 bleibt für gewöhnlich der arbeitende Finger im After.

Die Ausführung des Eingriffes ist auch per vaginam in Rückenlage möglich.

Der Eingriff entspricht in Verbindung mit W 17 dem Eingriff M 13 beim Manne.

D—Th

W 19.

Damm und große Labien
(per anum).

(Arzt **hinter** der Patientin.)

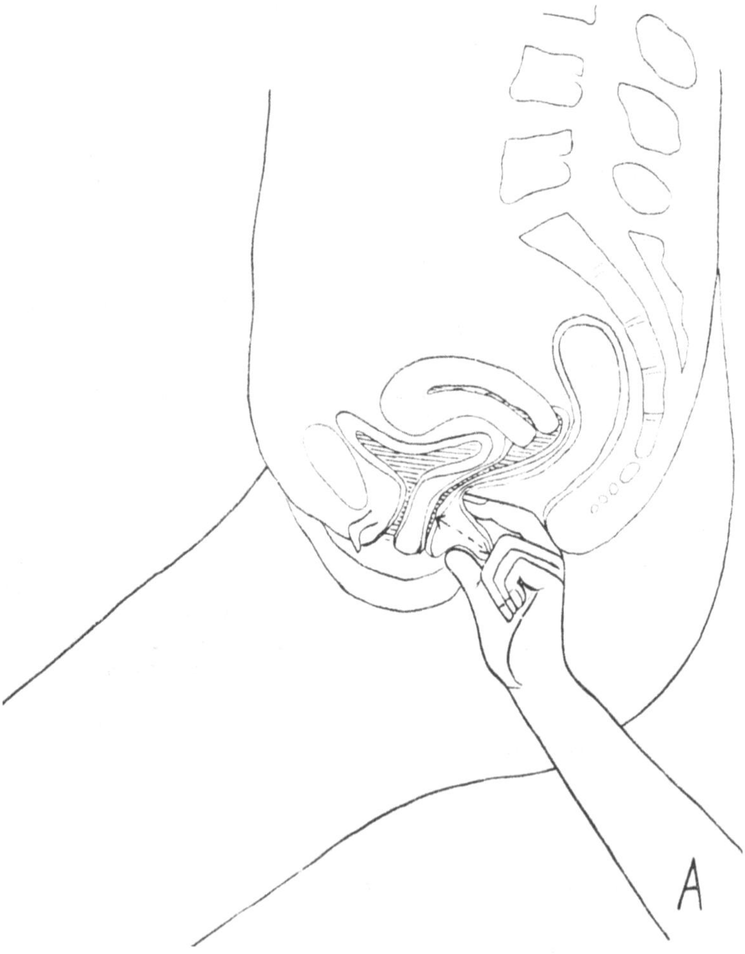

Fig. 53.

W 19. D—Th

Damm und große Labien (per anum).

Patientin (in Seitenlage zur Bauchlage geneigt): Hüften und Knie sind stark gebeugt, Blase und Mastdarm entleert; das Fußende des Massagetisches ist hochgestellt.

Arzt steht hinter der Patientin kopfwärts gewandt:

A: fußwärtige Hand befindet sich nach Ausführung der Eingriffe W 2 bis 18, die Hohlhand nach rückwärts, mit dem Zeigefinger im After, dreht die Hohlhand nach vorwärts, legt den Daumen außen auf den Damm und beide Finger kneten den Damm und die großen Labien zwischen einander.

Getroffene Gebilde:

Trigonum urogenitale
(M. transversus perinei profundus),
Bulbi vestibuli,
Glgl. vestibulares majores (Bartholini),
Mm. ischiocavernosi,
M. bulbocavernosus,
Mm. transversi perinei superficiales,
M. sphincter ani internus.
M. sphincter ani externus,
Pars analis recti,
Corpus adiposum ischiorectale.

Bemerkungen. Vor dem Eingriff muß die äußere Umgebung des Afters ausgiebig eingeschmiert sein, was durch Griff W 1 mitbewirkt worden ist.

Von W 2 ab bis zu diesem Eingriff bleibt für gewöhnlich der arbeitende Finger im After; mit diesem Eingriff schließt die Massage der Beckenhöhle beim Weibe.

Die Ausführung des Eingriffes ist per vaginam in Rückenlage nur unvollständig möglich.

Der Eingriff entspricht dem Eingriff M 17 beim Manne.

Im Mai 1926 erscheint:

Der Kreuzschmerz

Von

Dr. A. MÜLLER
Sanitätsrat in M.-Gladbach

Etwa 70 Seiten. — Etwa RM. 2.—.

Bismarck, Nietzsche, Scheffel, Mörike

Der Einfluß nervöser Zustände auf ihr Leben und Schaffen

Vier Krankheitsgeschichten von Dr. med. A. Müller

Preis kart. RM. 2.50

Aus Besprechungen:

Die vorliegenden vier Krankheitsgeschichten sind entstanden aus dem Wunsche, an weithin leuchtenden Beispielen den Verlauf und die nicht selten verhängnisvolle Bedeutung nervöser Zustände für das Leben und Wirken des Menschen zu zeigen. Diesen Wunsch hat Verf. sich und den Lesern aufs beste erfüllt. Das Buch ist klar und auch für den Laien verständlich geschrieben. **Psych. neurol. Wochenschrift.**

... Jedenfalls bietet diese kurz zusammengefaßte Zusammenstellung eine Fülle lebensgeschichtlicher Einzelheiten, deren Aufdeckung uns ihre Träger auch menschlich um ein Bedeutendes näher bringen.
Königsberger Ztg.

MARCUS & WEBER'S VERLAG / BONN

FSC
www.fsc.org
MIX
Papier | Fördert gute Waldnutzung
FSC® C083411

Zeitfracht Medien GmbH
Ferdinand-Jühlke-Straße 7
99095 Erfurt, Deutschland
produktsicherheit@kolibri360.de